chmen

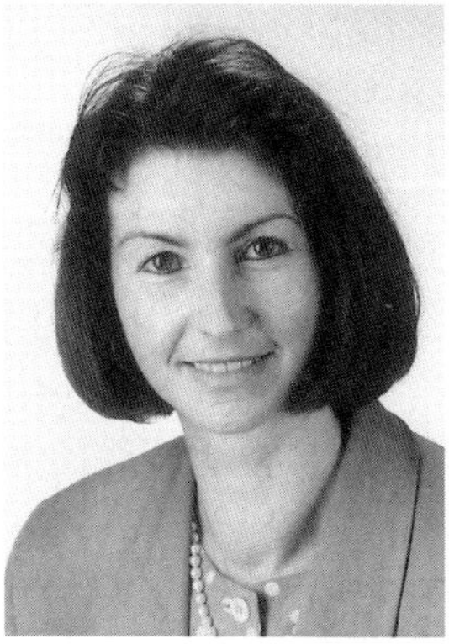

Dr. med. Dagmar Hauner ist Ernährungsmedizinerin und war mehrere Jahre in der Inneren Medizin tätig. Seit der Geburt von zwei Kindern arbeitet sie freiberuflich als Autorin und Referentin zu ernährungsmedizinischen Themen. Zusammen mit Ihrem Mann hat sie zahlreiche erfolgreiche Ratgeber für die Behandlung von Übergewicht und Diabetes geschrieben.

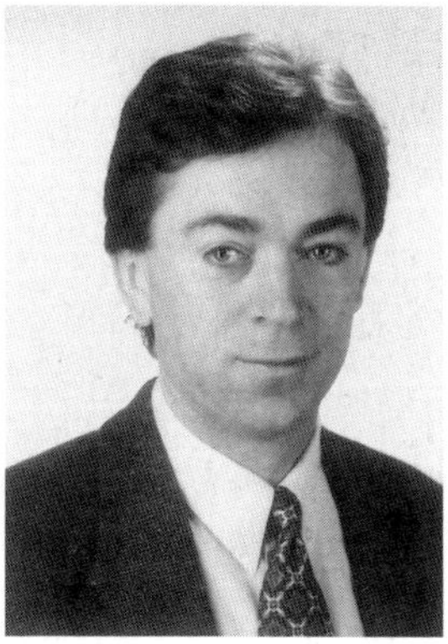

Prof. Dr. med. Hans Hauner ist Internist und Ernährungsmediziner. Er hat sich wie kaum ein anderer Experte mit dem Thema Abnehmen beschäftigt. Der auch aus Fernsehen und Zeitschriften bekannte Arzt ist Inhaber des Lehrstuhls für Ernährungsmedizin an der Technischen Universität München und leitet dort das Else-Kröner-Fresenius-Zentrum für Ernährungsmedizin. Hier werden besonders Menschen mit Übergewicht und Stoffwechselkrankheiten behandelt.

Dr. med. Dagmar Hauner
Prof. Dr. med. Hans Hauner

Übergewicht – endlich gesund abnehmen

- Die besten Methoden, um viel Gewicht zu verlieren
- Diäten, Medikamente, OPs: Was sie bringen
- So finden Sie Ihre persönliche Strategie

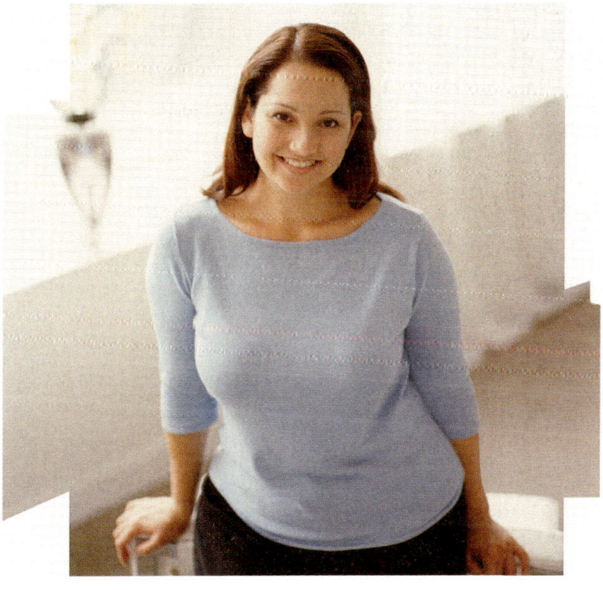

TRIAS

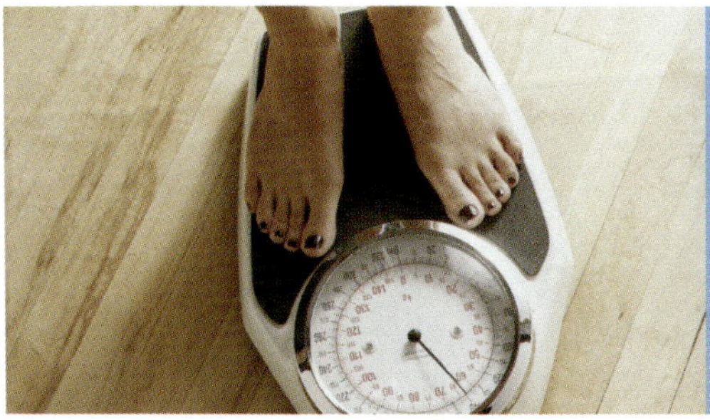

Basiswissen

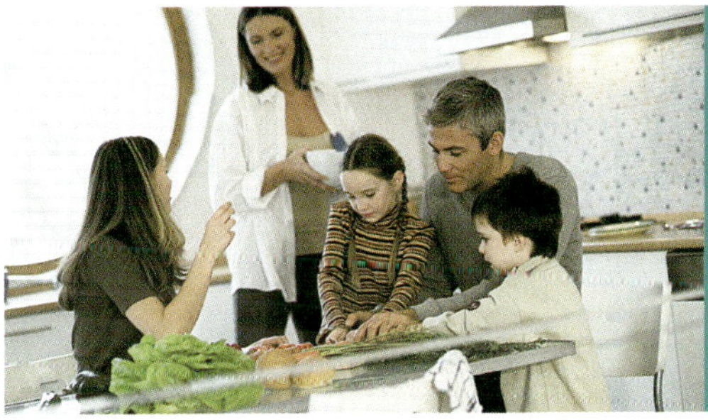

Ihr Basisprogramm zum Abnehmen

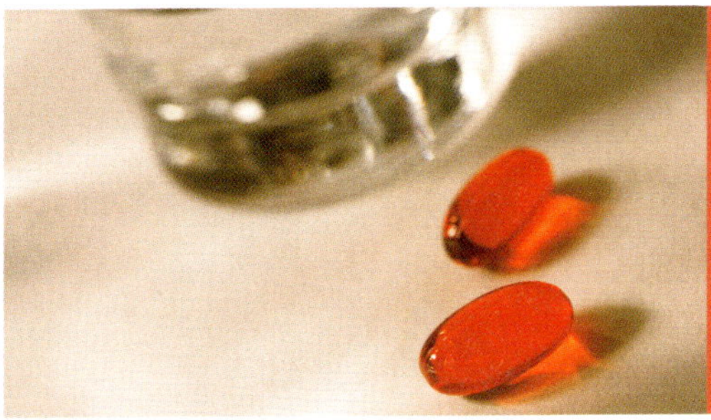

Weitere Methoden zum Abnehmen

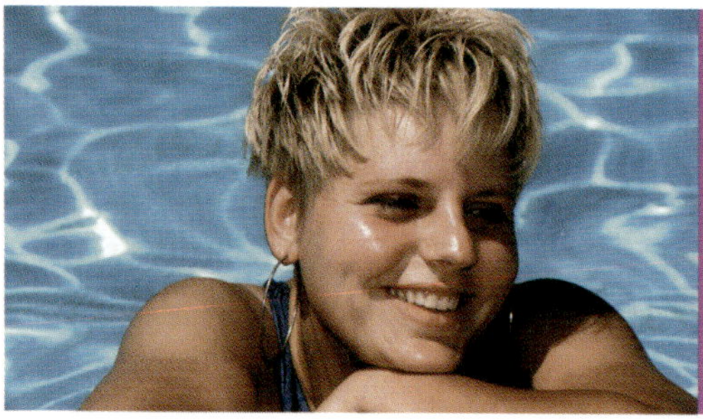

So halten Sie Ihr Wunschgewicht

Service

Vorwort

Liebe Leserin, lieber Leser,

wenn Sie dieses Buch zur Hand nehmen, liegen möglicherweise schon einige erfolglose Versuche abzunehmen hinter Ihnen. Weil in unserer modernen Gesellschaft »schlank sein« absolut angesagt ist, gaukeln uns zahllose Diätprogramme vor, man könne in wenigen Tagen locker sein Traumgewicht erreichen. Vielleicht kennen Sie diese »Blitz«-, »Ananas«- oder »Fun«-Diäten aus eigener Erfahrung. Oft verliert man während der Diät tatsächlich einige Pfunde, die man aber wenig später wieder drauf hat – meist sogar mehr als vorher. Das ist total frustrierend.

Vielleicht haben Sie sich mit Ihren Rundungen mittlerweile abgefunden oder sogar angefreundet, aber Ihre Familie oder Freunde legen Ihnen nahe abzunehmen? Oder sind Sie als unfreiwilliger Single auf Partnersuche und gewinnen den Eindruck, dass Sie mit einer schlankeren Figur mehr Chancen hätten. Möglicherweise haben Sie aber auch schon Rücken- oder Gelenkschmerzen. Oder Ihr Arzt hat andere gewichtsbedingte Begleiterkrankungen wie Typ-2-Diabetes (Zuckerkrankheit), erhöhte Cholesterinwerte oder Bluthochdruck bei Ihnen festgestellt und ganz klar gesagt, dass Sie abspecken müssen.

Egal warum, Sie wollen jetzt abnehmen. Sehr gut. Um es aber gleich klipp und klar zu sagen: Sie müssen langfristig Ihre Ernährung und Ihr Essverhalten umstellen und sich deutlich mehr bewegen! Dies ist so schwer nicht, aber auch nicht nach wenigen Wochen abgehakt. Wir raten Ihnen daher dringend, sich Verbündete im Kampf gegen die Pfunde zu suchen: Ihren Arzt, der Sie medizinisch betreut, Familienmitglieder oder Freunde, bei denen Sie Rückhalt finden, und Sportkameraden, mit denen Sie gemeinsam trainieren können.

In unserem Buch finden sie das nötige Wissen sowie einen einfachen Leitfaden, um abzunehmen und Ihr Gewicht dann auch zu halten. Das erste Kapitel »Basiswissen« beschreibt u. a. die Grundlagen der Gewichtsregulation unseres Körpers: Warum leiden heutzutage so viele Menschen an Übergewicht? Hier spielen viele verschiedene Faktoren zusammen. Nur wenn Sie diese Mechanismen kennen, die für die Fettpolster verantwortlich sind, können

Sie auch die tückischen »Fallen« umgehen, die auf Sie lauern. Wie ausgeprägt und gefährlich ist Ihr persönliches Übergewicht und wie viel und wie schnell sollten Sie abnehmen? Wir beantworten diese Fragen eingehend und ermöglichen Ihnen eine realistische Einschätzung Ihrer individuellen Situation.

Im zweiten Kapitel stellen wir Ihnen das Basisprogramm zum Abnehmen vor: eine ausgewogene, schmackhafte, aber dennoch fett- und kalorienreduzierte Ernährung, angemessenes Essverhalten und viel Bewegung – abgestimmt auf Ihre Situation. Wir propagieren keine Selbstkasteiung, die Freude am Essen soll ja erhalten bleiben, und auf Ihre Lieblingsspeisen brauchen Sie auch nicht völlig zu verzichten. Richtig eingesetzt können auch Formuladiäten (Eiweißpulver mit allen nötigen Vitaminen und Mineralstoffen) vorübergehend sinnvoll sein.

Daneben gibt es Medikamente, die das Abnehmen unterstützen können. Wie sie funktionieren, was sie bringen und für wen sie geeignet sind, erfahren Sie im dritten Kapitel »Weitere Methoden zum Abnehmen«. Hier stellen wir Ihnen auch erfolgreiche operative Verfahren vor, die bei sehr stark ausgeprägtem Übergewicht infrage kommen. Wann Fettabsaugung sinnvoll ist, wird ebenfalls geschildert.

Auch zahlreiche kommerzielle Gewichtsreduktionsprogramme, wie Weight Watchers, Optifast52-Programm, BCM-Diätprogramm etc. haben wir genau unter die Lupe genommen: Wie funktioniert das jeweilige Programm, welche Ergebnisse kann man erzielen, welche Vor- und Nachteile gilt es zu bedenken? Wir erläutern alternative Heilmethoden, diverse angepriesene Schlankheitsmittel und Modediäten, wie Atkins- oder Gyx-Diät: Was bringen sie und was nicht.

Das Wichtigste und zugleich Schwierigste ist nach erfolgreichem Abspecken sein Gewicht auch zu halten. Im vierten Kapitel geben wir Ihnen zahlreiche Tipps und Hilfestellungen, um Krisen oder Durchhänger zu überwinden. Wir beschreiben, welche Begleiterkrankungen durch den Gewichtsverlust gebessert oder ganz zum Verschwinden gebracht werden können und was Sie bei den einzelnen Erkrankungen beachten sollten.

Wir hoffen, dass dieses Buch Ihnen Mut macht, Ihr Gewichtsproblem anzugehen. Und wir wünschen Ihnen Zuversicht und Ausdauer, um Ihr Wunschgewicht zu erreichen und sich auch langfristig daran zu erfreuen.

München, April 2006

Dr. med. Dagmar Hauner
Prof. Dr. med. Hans Hauner

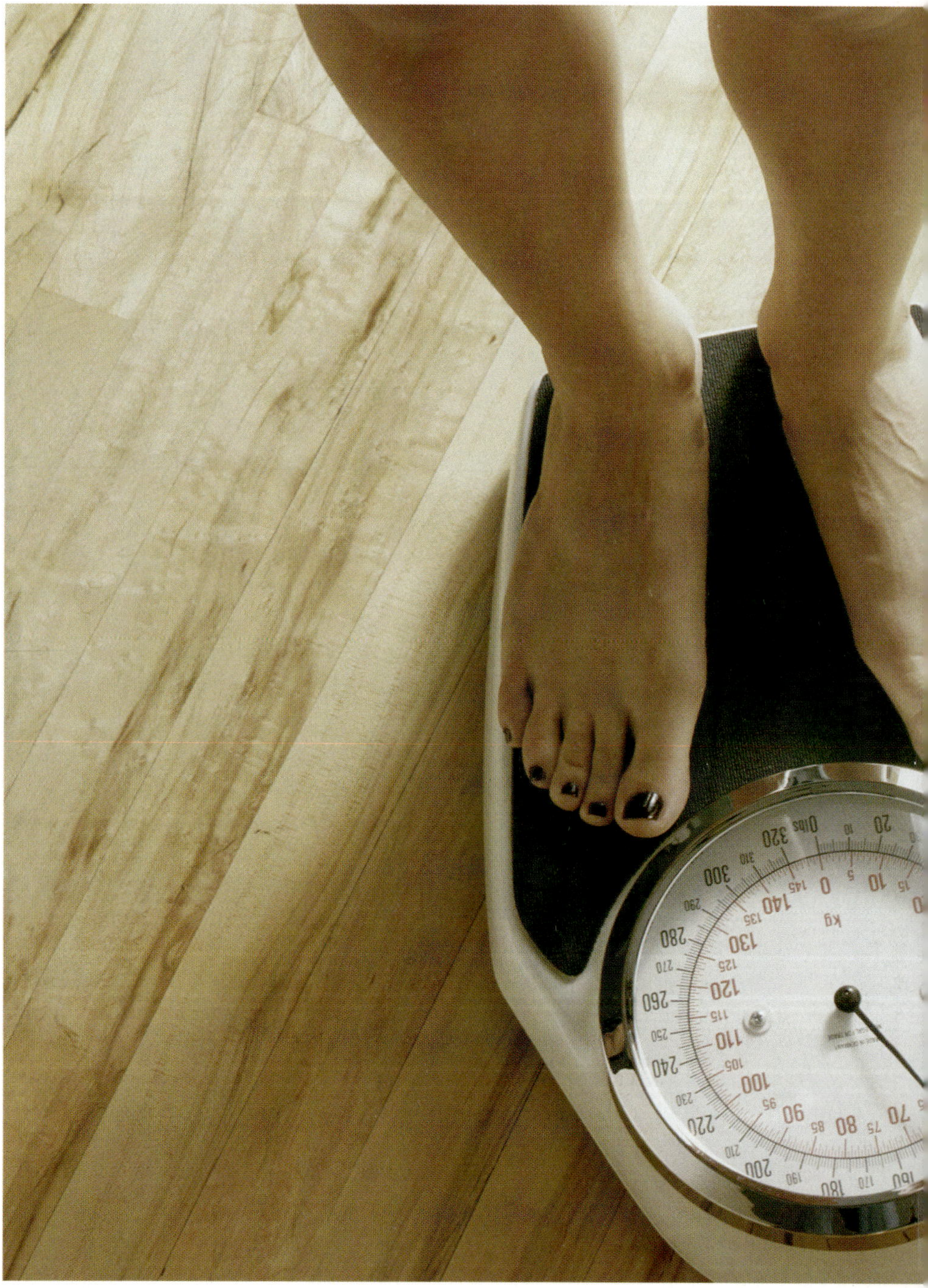

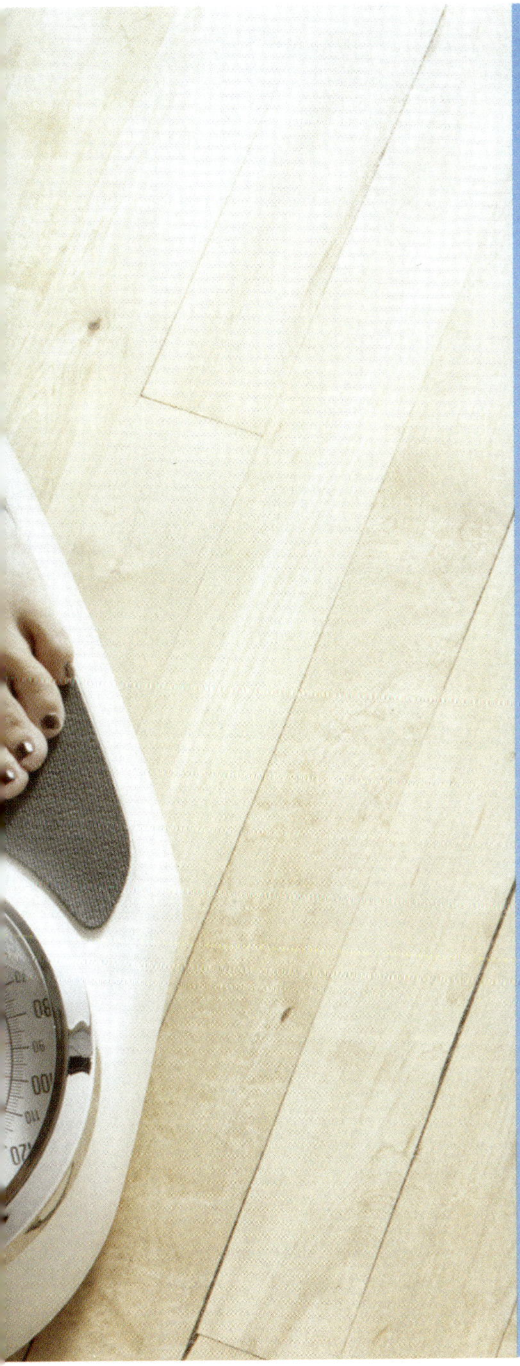

Basiswissen

Warum haben so viele Menschen in der westlichen Welt Übergewicht? Wodurch entsteht es? Und warum ist es so schwer, die überflüssigen Pfunde loszuwerden? Im folgenden Kapitel versorgen wir Sie mit dem nötigen Basiswissen rund um die Themen Übergewicht und Abnehmen.

Übergewicht – was ist das?

»Oh, ich bin zu dick!« – Verbunden mit einem Aufstöhnen kommt dieser Ausspruch von Zeit zu Zeit fast jedem über die Lippen. Aber was bedeutet »Zu-dick-Sein« eigentlich?

- Haben Sie tatsächlich Übergewicht, das Ihre Gesundheit ernstlich bedroht?
- Oder fühlen Sie sich nur nicht schlank genug, weil Sie ein paar Kilo mehr mit sich herumtragen als die spindeldürren Models oder die männlichen Super-Beaus?
- Ist Übergewicht wirklich schädlich für Ihre Gesundheit? Welche Auswirkungen haben die überflüssigen Pfunde?

Traumfigur – eine Laune des Geschmacks

Wenn wir im Alltagsleben von »Zu-dick-Sein« sprechen, dann gehen die Meinungen oft weit auseinander. Gesellschaft und Zeitgeist beeinflussen unser Urteil, wen wir landläufig als »schlank« oder als »zu dick« empfinden. Dabei wird oft das verklärt, was selten ist und was Reichtum, Gesundheit oder Fruchtbarkeit verspricht.

Und heute?

Jede Kulturepoche hatte ihr typisches Schönheitsideal, dem die Menschen nacheiferten. Früher waren es meist die üppigen Formen, die besonderen Gefallen erregten. Heute dagegen, im Zeitalter des Überflusses, trifft ein ebenmäßig schlanker Körper den Zeitgeschmack und signalisiert Attraktivität, Gesundheit und Erfolg. Superschlanke Models zieren die Titelseiten der Illustrierten. Der perfekte Körper dominiert die Medienlandschaft – erkämpft durch tägliches Training im Fitness-Studio oder nachgeholfen durch den Schönheitschirurgen.

Selbstverständlich hat sich auch bei den Männern das Figurideal im Lauf der Zeit immer wieder gewandelt: mal athletischer Apoll, mal eher magerer Minnesänger, mal wohlbeleibtes Rubens-Idol. Auch das Bild der Nachkriegsära vom Geschäftsmann mit stattlichem Bauch und Zigarre ist schon lange passé. Der moderne Mann ist schlank, sportiv, Nichtraucher und hält sich unermüdlich fit.

WISSEN

Idealfigur im Wandel der Zeit

Venus von Willendorf, Österreich, Altsteinzeit (27 000–19 000 v. Chr.). Ihre Gestalt wird bestimmt von übergroßen Brüsten, ausladenden Hüften und fülligen Oberschenkeln, was als Ausdruck von Fruchtbarkeit und weiblicher Macht galt. Ähnliche Funde aus ganz Europa bestätigen dieses Frauenideal. Die damaligen Zeichen der Weiblichkeit standen auf Überbetonung.

Venus von Milo. Auch die Statuen der Antike zeigen ein Frauenbild mit einem eher üppigen Figurideal: Körper von besonderer Schönheit, aber als Covergirl beim heutigen Mainstream-Geschmack chancenlos (geschätzte Kleidergröße: 40–42).

17. Jahrhundert – Rubensgemälde. Im Barock wird Schönheit mit größter Körperfülle gleichgesetzt (geschätzte Kleidergröße 44–50).

50er-Jahre: Die Welt begeistert sich für eine mit molligen Formen kokettierende Marilyn Monroe.

Mittelalter und Renaissance favorisierten dagegen eher schlanke Frauen mit schmalen Hüften und kleinen Brüsten (geschätzte Kleidergröße 38–40). Dieses Ideal wurde in den »Goldenen 20er-Jahren« wieder entdeckt und fand in den Spät-60ern noch eine Steigerung mit »Twiggy«, der »unterernährt wirkenden androgynen« Frau.

Wer bestimmt unsere Vorstellung von Idealfigur?

Unser aktuelles Schönheitsideal wird stark durch die Medien bestimmt. Fitness-Magazine und TV-Shows wollen uns glauben machen, dass Zufriedenheit, Lebensglück und Partnerschaft durch Muskeln und trainierte Körper bestimmt werden.

Wie sieht es im Geschäftsleben aus? Die Frau von heute soll nicht zu viele Pfunde mit sich herumtragen. Im Business-Bereich trägt sie bevorzugt streng zum Teil männerähnliche Kleidung, versteckt ihre Reize eher und Abnehmen zählt zu ihren Dauerbestrebungen. Der erfolgreiche Mann sollte schlank und diszipliniert sein, der Manager von heute will jugendlich wirken und aussehen als käme er direkt aus dem Fitness-Studio.

Schlankheit über alles?

Schlank ist in. Wer schlank ist, gilt nicht nur als sexuell attraktiver, sondern auch als erfolgreicher in Beruf und Gesellschaft; deshalb streben heute viele danach, schlank zu sein. Wer dick

WISSEN

»Idealgewicht« im Abwärtstrend

Seit Ende des Zweiten Weltkrieges wird der ideale Frauenkörper immer noch dünner. Die Filmstars aus den 50er-Jahren waren deutlich molliger als die heutigen Schauspielerinnen. Auch Schönheitsköniginnen und Models werden ständig schlanker. Selbst das Titelmädchen des »Playboy« magert immer mehr ab – das hat sogar die Wissenschaft bestätigt.

ist, gilt dagegen als wenig anziehend, und man traut dicken Menschen auch weniger berufliche Erfolge zu. Dies entspricht keineswegs den Tatsachen, dennoch geraten die Betroffenen durch derartige Vorurteile unter zusätzlichen Druck. Bei manchen Übergewichtigen kommt es dadurch sogar zu Depressionen, obwohl Übergewichtige per se nicht depressiver veranlagt sind als Schlanke.

Die gegenwärtige Schlankheitsverherrlichung entspricht nicht der Wirklichkeit und hat auch wenig mit Gesundheit zu tun, sondern entspringt unseren heutigen Idealen – dies sollte man sich klar vor Augen führen, da es den meisten von uns gar nicht bewusst ist. So gibt es auch heute andere Kulturkreise, in denen unser superschlankes Schönheitsideal keine Gültigkeit besitzt. Und aufgeklärte Geister wissen es schon lange: Schönheit definiert sich eben auch über andere Qualitäten.

In Mittel- und Südamerika, aber auch in Afrika und im Vorderen Orient halten viele Volksstämme eine gewisse Leibesfülle für schön und erstrebenswert, da sie in ihren Augen Wohlstand und Gesundheit signalisiert. Abnehmen und Schlanksein wird dagegen mit Krankheit gleichgesetzt, schmälert die sexuelle Attraktivität und sogar das gesellschaftliche Ansehen. Auch bei uns stößt man mitunter in ländlichen Kreisen noch auf eine ähnliche Einstellung.

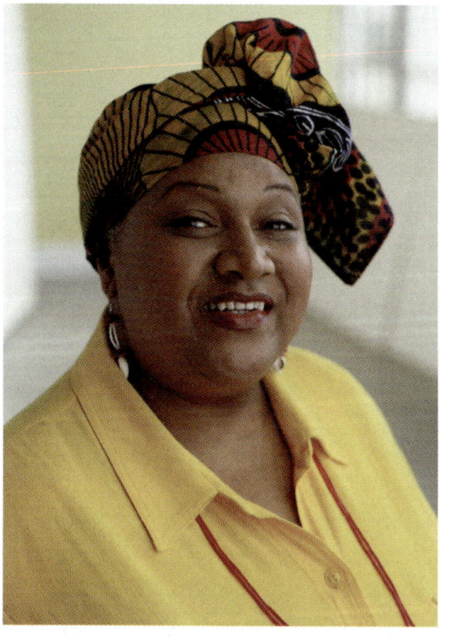

▲ In einigen Kulturen gelten eher rundliche Formen als erstrebenswert.

Sind Sie zu dick?

Vieles im Leben hängt vom Standpunkt des Betrachters ab. Das betrifft natürlich auch die Beurteilung von »zu dick«. Oft lässt sich Übergewicht zwar mit einem Blick feststellen, aber der äußere Eindruck kann auch trügen. Ein Mensch mit kräftigerem (pyknischem) Knochenbau oder mit stark entwickelter Muskulatur wirkt dicker als ein Untrainierter mit zierlichem (asthenischem) Knochenbau.

WICHTIG

70–80 % des Fettgewebes liegt direkt unter der Haut. Größere Fettdepots sind auch in der Bauchhöhle (Bauchfett, 10–20 %).

Übergewicht bedeutet ein Zuviel an Körperfett. Ein gewisses Quantum an Fett ist für unseren Körper unbedingt notwendig, denn ohne Fettgewebe ist der Mensch kaum lebensfähig. Aber auch hier gilt der Grundsatz: Die Menge entscheidet über günstig oder gefährlich: Zu viel Körperfett macht für Krankheiten anfällig und kann sogar die Lebenserwartung verkürzen.

Aufgaben des Fettgewebes:

- speichert Nahrungsenergie,
- schützt innere Organe gegen äußere Einwirkungen, z. B. Prellungen oder Stöße,
- verhindert als Isolierschicht unnötigen Wärmeverlust: schlanke Menschen frieren oft schneller als dickere, kühlen v. a. im Wasser rascher aus,
- ist an etlichen Stoffwechselvorgängen beteiligt,
- produziert wichtige Botenstoffe (Leptin, Adiponektin u. a.).

(Über-)Leben und Abnehmen mit Fettvorräten

Die wichtigste Aufgabe des Fettgewebes ist es, überschüssige Nahrungsenergie in Form von Fett zu speichern. Nehmen wir mehr Kalorien auf, als wir verbrauchen, wächst unser Fettspeicher. Haben wir weniger zu essen, als wir eigentlich benötigen, schrumpfen unsere Fettvorräte. So hat unser Körper einen ständigen Vorrat für »schlechte Zeiten« zur Verfügung.

Sogar ein schlanker Mensch mit rund 15 kg Körperfett verfügt noch über ca. 100 000 Reservekalorien. Damit könnte er mehrere Wochen bis Monate mit wenig oder sogar ohne Nahrung auskommen. Lediglich Wasser bräuchte er, denn ohne zu trinken kann man nur wenige Tage überleben.

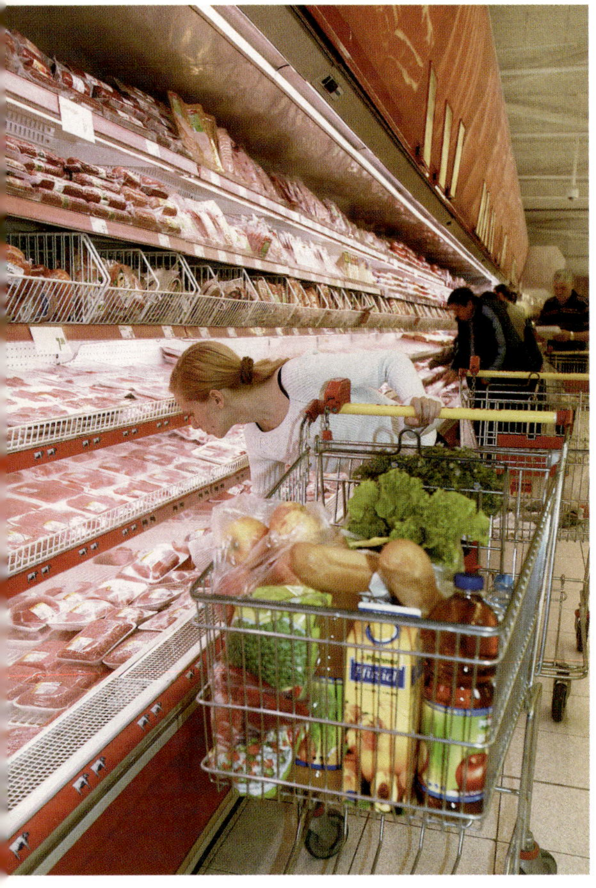

▲ Auf den vorhandenen Nahrungsüberfluss hat sich unser Körper noch nicht eingestellt – er sorgt nach wie vor mit Fettvorräten für »schlechte Zeiten« vor.

Über Jahrtausende hinweg wurden unsere Vorfahren immer wieder von Hungersnöten geplagt. Zweifellos hatten die guten Futterverwerter mit einem ordentlichen Fettpolster die besseren Chancen beim Überlebenskampf. Körperfülle signalisierte daher berechtigterweise Fruchtbarkeit und Wohlstand, gerade wenn die Nahrung knapp war. Deshalb galt eine gewisse »Wohlbeleibtheit« als durchaus erstrebenswert, dennoch waren nur wenige Menschen tatsächlich übergewichtig.

Vom Segen zum Fluch. Der menschliche Körper ist also seit jeher darauf programmiert, möglichst viele überschüssige Kalorien in Form von Fett zu speichern. Dieser »Trieb« ist notwendig, um bei unkalkulierbarer Nahrungszufuhr zu überleben. In einer Wohlstandsgesellschaft mit ständigem Nahrungsüberfluss kommt es dadurch aber leicht zu Übergewicht, der Segen des Fettgewebes wandelt sich zum Fluch des Übergewichts.

PRAXISTIPP

1 kg Fettgewebe enthält rund 7000 kcal. Wer 1 kg Fett abnehmen will, muss 7000 kcal einsparen. Wenn Sie pro Tag 500 – 1000 kcal weniger essen, als Sie verbrauchen, dann nehmen Sie in einer Woche etwa ½–1 Kilo ab.

WISSEN

Weibliche »Problemzonen«

Gerade die Fettpolster an Gesäß und Oberschenkeln sichern die Ernährung des Kindes in der Spät-Schwangerschaft und Stillzeit. Gesteuert von den Schwangerschaftshormonen entleeren sich die hier angesiedelten Fettzellen bereitwillig, allerdings hauptsächlich in dieser von der Natur dafür vorgesehenen Phase.

Zu jeder anderen Zeit ist es weitaus schwieriger, an diesen Stellen abzunehmen – von vielen Frauen deshalb als »Problemzonen« angesehen. Viel leichter und schneller schmelzen die Fettdepots am Bauch. Dort werden auch überschüssige Kalorien bevorzugt gespeichert.

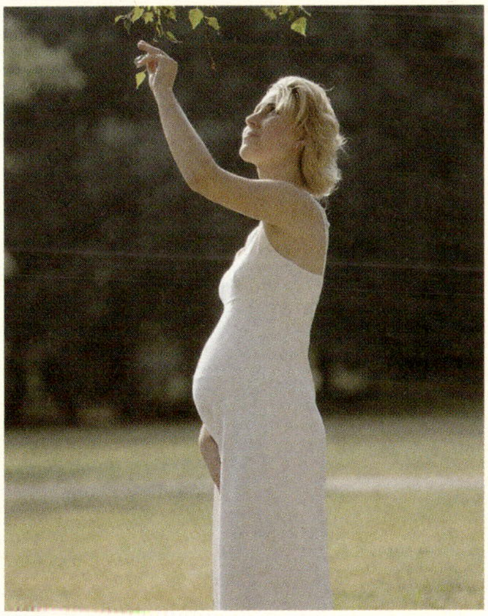

Warum soll man überhaupt abnehmen?

Warum interessiert sich Ihr Hausarzt überhaupt für Ihr Gewicht? Sicher nicht aus Bosheit oder um Sie zu ärgern, sondern weil die Medizin heute genau weiß, dass Übergewicht auf Dauer Ihre Gesundheit ernsthaft bedroht. Allerdings erkrankt nicht jeder Übergewichtige sofort und zwangsläufig, auch andere Faktoren wie erbliche Belastung, Fitness oder Rauchen spielen eine wichtige Rolle. Gesundheitliche Störungen treten umso häufiger auf, je ausgeprägter Ihr Übergewicht ist und je länger es besteht.

Begehen Sie nicht den Fehler zu sagen: »Ich fühle mich wohl mit meinem Übergewicht und brauche deshalb nicht abzunehmen«. Ein subjektives »Wohlfühlgewicht« kann manchmal viel zu viel sein. Übergewicht ist nämlich nicht nur ein Problem der persönlichen Akzeptanz seines Körpers, wie es mitunter fälschlicherweise dargestellt wird, sondern vor allem ein ernstes gesundheitliches Problem.

Gesundheitliche Folgen des Übergewichts

Übergewicht ist nicht für jeden Menschen gleich gefährlich. Die Lage wird dann kritisch, wenn weitere Risikofaktoren ins Spiel kommen, wie z. B. Rauchen, Bluthochduck, ein erhöhter Cholesterinspiegel oder wenn in Ihrer Familie eine erbliche Veranlagung zu Zuckerkrankheit oder Herzinfarkt bzw. Schlaganfall besteht.

Ihr persönliches Risiko (s. a. S. 59) hängt auch davon ab, wie viel Übergewicht Sie auf die Waage bringen und wie lange es besteht. Ab einem Body-Mass-Index (BMI, siehe S. 52 ff) von 30 kg/m^2 müssen Sie auf längere Sicht aber immer mit ernsthaften Gesundheitsproblemen rechnen.

Falls Sie nur mäßig übergewichtig (BMI 25–29 kg/m^2) sind und zu den Glücklichen ohne Gesundheitsprobleme gehören, können Sie sich leider nicht darauf verlassen, dass dies auch weiter so bleibt, denn viele Erkrankungen stellen sich erst mit Verzögerung ein. Wiegen Sie sich bitte nicht in falscher Sicherheit und achten Sie zumindest darauf, nicht weiter zuzunehmen.

Die wichtigsten Folgekrankheiten bei Übergewicht sind:

- Zuckerkrankheit (Diabetes mellitus),
- Fettstoffwechselstörungen,
- Gicht,
- Herz- und Kreislauf-Erkrankungen,
- Gelenkerkrankungen,
- Krebs,
- Gallensteine,
- Schlaf-Atmungsstörungen.

Beschwerden werden gerne bagatellisiert

Ganz typisch ist, dass offensichtliche Beschwerden gerne verharmlost werden. Denn man will sich nicht eingestehen, dass da irgendwo ein Zusammenhang mit dem Übergewicht bestehen könnte. Viele Übergewichtige ermüden rascher, neigen z. B. beim Treppensteigen zu Atemnot und leiden häufig unter Gelenkbeschwerden. Trotzdem gewöhnen sie sich daran, solche Einschränkungen als Normalzustand anzusehen. Denn sie wollen nicht durch Eingeständnis dieser Beschwerden an ihr Übergewicht erinnert werden oder andere Menschen darauf aufmerksam machen.

Heimtückischerweise entwickeln sich etliche Gesundheitsstörungen bei

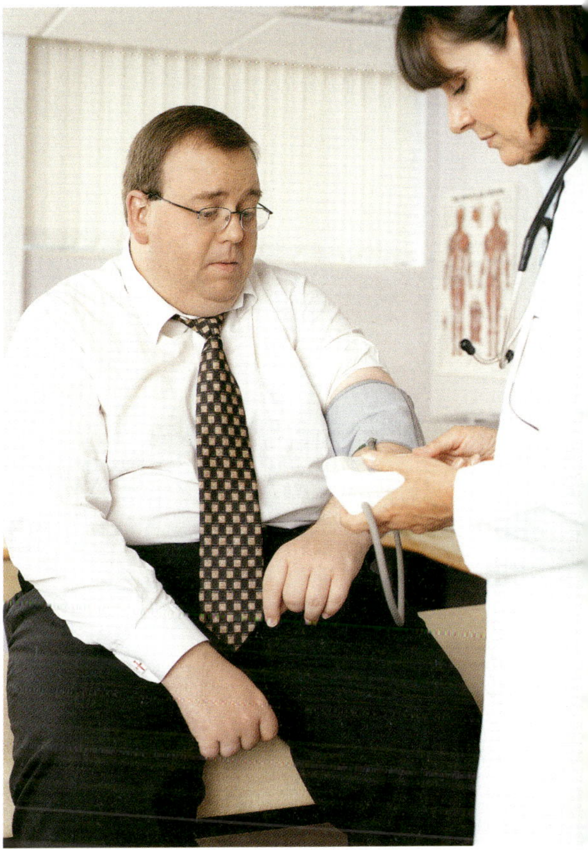

▲ Bluthochdruck ist eine der Begleiterkrankungen, die durch Übergewicht mitverursacht wird.

Übergewicht schleichend und bleiben deshalb lange unbemerkt. Obwohl sie zunächst oft symptomlos sind, können sie trotzdem zu einer ernsten Gefahr werden.

Wir möchten Ihnen besonders ans Herz legen, dass die meisten »Zivilisationskrankheiten« kein unabwendbares Schicksal sind, sondern sehr eng mit Ihrer Lebensweise in Verbindung stehen. In den meisten Fällen lassen sich z. B. Gelenkbeschwerden, erhöhte Blutzucker- oder Blutdruckwerte deutlich bessern oder sogar völlig normalisieren, wenn Sie nur einige Kilogramm Gewicht abnehmen.

WISSEN

Anzeichen für einen Typ-2-Diabetes

Oft bleibt der Typ-2-Diabetes mehrere Jahre unentdeckt, da ein leicht bis mäßig erhöhter Blutzucker nur gelegentlich oder überhaupt keine Beschwerden verursacht. Trotzdem schädigt der erhöhte Blutzuckerspiegel auf Dauer Ihre Blutgefäße und Nerven. Dies kann zu mannigfaltigen Komplikationen führen wie Nierenschwäche, Augenhintergrundsveränderungen, Brennen und Taubheitsgefühl in den Füßen sowie Angina pectoris und Herzinfarkt. Seien Sie deshalb »auf der Hut«. Folgende Beschwerden können auf einen Typ-2-Diabetes hinweisen:

- verstärkter Durst,
- trockene Haut, Juckreiz,
- häufigeres Wasserlassen,
- schlecht heilende Wunden,
- Müdigkeit, Leistungsabfall,
- häufige Infektionen, Pilzbefall.

Lassen Sie sich regelmäßig untersuchen

- Achten Sie auf mögliche Beschwerden und sprechen Sie mit Ihrem Arzt darüber.
- Gehen Sie in regelmäßigen Abständen zum Gesundheitscheck.
- Wenn Sie übergewichtig sind, sollten Sie wenigstens einmal im Jahr überprüft werden:
  - Blutzucker (Nüchtern-Wert),
  - Cholesterin und Triglyzeride (am besten nüchtern),
  - Harnsäure,
  - Blutdruck.

Bei auffälligen Befunden sind weitergehende Untersuchungen und ggf. eine gezielte Behandlung nötig.

Metabolisches Syndrom oder Wohlstandssyndrom

Wir möchten Sie auf eine besondere Form des Übergewichts aufmerksam machen, weil Sie sehr weit verbreitet ist und ein erhöhtes Gesundheitsrisiko darstellt. Vor allem Männer sind davon betroffen, aber paradoxerweise sind sie meist »weniger eitel« oder gesundheitsbewusst als Frauen und – demzufolge – auch weniger bestrebt abzunehmen. Wir wenden uns daher ganz besonders an die männlichen Leser: Bitte prüfen Sie kritisch, ob auch Sie die Kriterien für das metabolische Syndrom erfüllen bzw. eine Veranlagung dazu haben. Wenn ja, dann können Sie rechtzeitig gegensteuern.

Typischer »Wohlstandsbauch«

Am »Wohlstandsbauch« lässt sich das metabolische Syndrom meist auf den ersten Blick erkennen. Bereits in den 40er-Jahren bemerkte der französische Arzt Dr. Jean Vague, dass stammbetontes Übergewicht (= Apfeltyp, s. S. 55 ff) Stoffwechselstörungen begünstigt. Nun

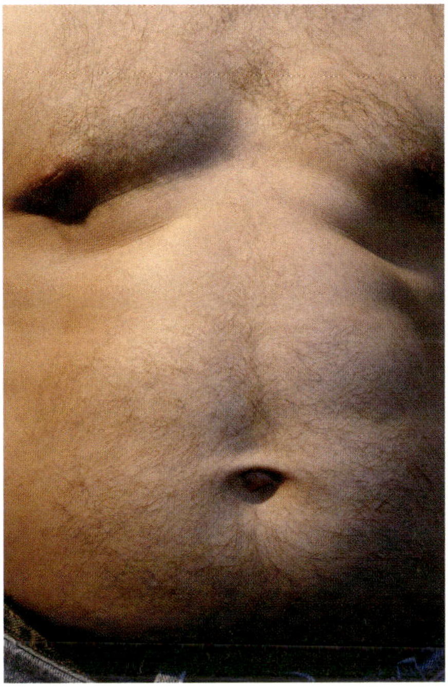

▲ Beim Apfeltyp sammelt sich das Fett vor allem in der Bauchregion an.

muss natürlich nicht jeder Apfeltyp gleich ein metabolisches Syndrom entwickeln, aber das Risiko ist weitaus höher als bei unspezifischer Fettverteilung oder beim Birnentyp (s. S. 55 ff).

Häufig sind beim metabolischen Syndrom auch die Harnsäurewerte erhöht, was Gichtanfälle begünstigen kann. Zudem können Störungen der Blutgerinnung auftreten, wodurch das Blut dickflüssiger wird und es leichter zu Blutgerinnseln und Thrombosen kommt.

WISSEN

Was ist das metabolische Syndrom?

Vom metabolischen Syndrom wird dann gesprochen, wenn wenigstens 3 der 5 folgenden Merkmale vorliegen:

- stammbetontes Übergewicht (Apfeltyp, Taillenumfang ≥ 88 cm bei der Frau, ≥ 102 cm beim Mann, siehe S. 58),
- gestörter Fettstoffwechsel:
  - Triglyzeride erhöht (> 150 mg/dl),
  - gutes HDL-Cholesterin niedrig (< 40 mg/dl beim Mann, < 50 mg/dl bei der Frau),
- Bluthochdruck (≥ 130/85 mmHg),
- Typ-2-Diabetes oder gestörte Glukosetoleranz (Nüchtern-Blutzucker > 100 mg/dl).

PRAXISTIPP

Beugen Sie rechtzeitig vor

Wenn Sie zur »Apfelform« neigen, dann sollten Sie sich schon in jungen Jahren um eine »gesunde Lebensführung« bemühen. Versuchen Sie dann besonders, Ihr Gewicht im Normalbereich zu halten, und achten Sie auf eine gesunde Ernährung, wie im Basisprogramm beschrieben.

- Auch regelmäßige körperliche Bewegung wirkt sich sehr günstig aus, denn dadurch wird vor allem das Bauchfett »eingeschmolzen«.
- Hören Sie auf zu rauchen.
- Wenn es Ihnen dann noch gelingt, Ihren Stress ein wenig zu vermindern, dann haben Sie schon viel erreicht.

Bei Frauen beobachtet man häufiger eine »männliche« Körperbehaarung, vermehrt Androgene (= männliche Geschlechtshormone) und unregelmäßige Monatsblutungen.

Entwicklung oft schleichend

Das Vollbild des Wohlstandssyndroms entwickelt sich meist langsam und schleichend, es müssen auch nicht immer alle Symptome vorhanden sein. Oft ist es zunächst nur ein kleines »Bäuchlein«, ein »nicht ganz normaler Blutzuckerwert« und manchmal ist auch der Blutdruck erhöht, aber nur »ein bisschen«. Und ganz allmählich, eher unbemerkt, entwickelt sich daraus ein behandlungsbedürftiger Typ-2-Diabetes, ein massiver Bluthochdruck und vielleicht noch eine Fettstoffwechselstörung.

Entstehungsmechanismus

Bisher gibt es noch keine eindeutigen Beweise, wie die einzelnen Störungen zusammenhängen. Eine wichtige Rolle spielt wahrscheinlich das vermehrte Bauchfett, das schnell mobilisiert werden kann und besonders stoffwechselaktiv ist. Das führt dazu, dass vor allem die Leber, aber auch andere Organe z. B. mit Fettsäuren überflutet werden. Wenn zu viel Fettsäuren im Blut schwimmen, kann der Blutzucker nicht

PRAXISTIPP

Was können Sie beim metabolischen Syndrom tun?

- Eine Gewichtsabnahme ist bereits bei leichtem bis mäßigem Übergewicht (BMI von 25–29) angezeigt.
- Schon durch eine moderate Gewichtsabnahme von 5–10 Kilo bessern sich alle Beschwerden deutlich oder verschwinden ganz.
- Danach Gewichtsstabilisierung, Ernährungsumstellung beibehalten.
- Mehr regelmäßige körperliche Bewegung.
- Rauchen aufgeben.
- Stress abbauen.

mehr so gut verbrannt werden. Schließlich reagiert der Körper beim Wohlstandssyndrom auf sein eigenes Hormon Insulin aus der Bauchspeicheldrüse nur noch träge und unzureichend. Es entsteht eine zunehmende Insulinresistenz, die wahrscheinlich auch die Entstehung von Bluthochdruck und Fettstoffwechselstörungen direkt begünstigt. In jedem Fall steigt das Risiko für Herzinfarkt und Schlaganfall deutlich an.

Was tun?

Mindestens jeder vierte Deutsche entwickelt im Lauf seines Lebens ein metabolisches Syndrom. Zweifellos spielt die erbliche Veranlagung eine große Rolle. Wenn Sie familiär belastet sind, ist Ihr Schicksal aber keineswegs besiegelt. Denn das Wohlstandssyndrom erhält seine Chance erst durch eine falsche Lebensweise: zu viele Kalorien und Fett, zu wenig Ballaststoffe, Bewegungsmangel, Stress und Rauchen.

Leben »Dicke« gefährlicher?

Die Frage lässt sich eindeutig mit Ja beantworten: Dicke Menschen haben ein erhöhtes Unfall- und Operationsrisiko und eine verkürzte Lebenserwartung, etwa ab einem BMI von 30 (s. BMI-Einteilung S. 53). Das Risiko für viele Krankheiten ist erhöht.

Erhöhtes Unfallrisiko. Übergewichtige erleiden tatsächlich häufiger Unfälle als ihre schlankeren Zeitgenossen. Die nahe liegende Erklärung ist, dass Übergewichtige weniger gut beweglich sind und daher in gefährlichen Situationen oft nicht rasch genug reagieren.

Erhöhtes Operationsrisiko. Die meisten Operationen sind bei Übergewichtigen schwieriger durchzuführen und mit mehr Komplikationen belastet als bei Normalgewichtigen. Es kann daher passieren, dass Übergewichtige für bestimmte Operationen abgelehnt werden, falls sie nicht bereit sind, vorher Gewicht abzunehmen. Wir empfehlen Ihnen, im Vorfeld einer geplanten Operation Ihr Übergewicht zu reduzieren, sprich wenigstens 5–10 Kilo leichter zu werden. Ein bis zwei Wochen vor dem Operationstermin sollte die Abnehmphase beendet werden, und Sie sollten sich dann so ernähren, dass Sie Ihr Gewicht stabil halten. Sprechen Sie aber unbedingt vorher mit Ihrem behandelnden Arzt darüber.

Lebenserwartung. Ob das Übergewicht Ihre Lebenserwartung verkürzt, hängt natürlich ganz entscheidend davon ab, wie ausgeprägt es ist, wie lange es besteht und welche Begleiterkrankungen vorliegen. Die folgende Abbildung

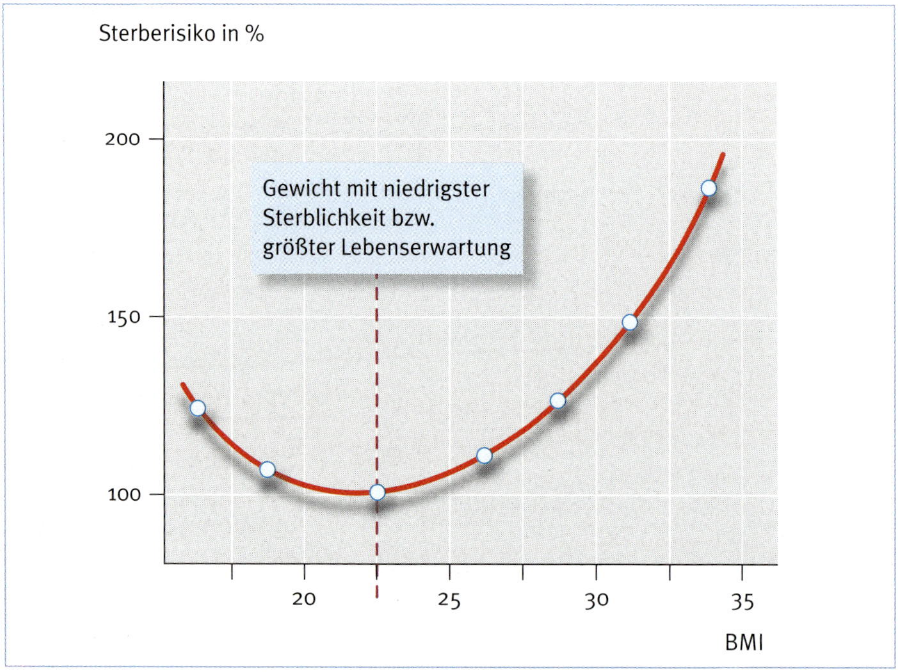

▲ Zusammenhang zwischen Übergewicht und Lebenserwartung.

zeigt, dass die Sterblichkeit bis zu einem BMI von 30 nur geringfügig erhöht ist, dann aber deutlich ansteigt. Bei einem BMI über 40 muss mit einer erheblichen Verkürzung der Lebenserwartung gerechnet werden.

Seelische Folgen des Übergewichts

Oft leiden Übergewichtige mehr unter den Benachteiligungen im täglichen Leben als unter ihren gesundheitlichen Problemen. Viele Betroffene machen schon früh unliebsame Erfahrungen in Beruf und Freizeit. Der Kult in Medien und Modewelt um das »superschlanke« Körperbild bleibt nicht ohne Wirkung. Obwohl dieses Schönheitsideal weit unter der medizinisch wünschenswerten Norm liegt, schielen die meisten Mitmenschen bewundernd nach den untergewichtigen Models. Ist es schon für Schlanke schwierig, sich mit diesen spindeldürren Vorbildern zu messen, so liegen für Übergewichtige Welten dazwischen.

Nichtsdestotrotz huldigt unsere Gesellschaft diesem – für die meisten unerreichbaren – Ideal: Die Dünnen werden mit Bewunderung belohnt, die Dicken mit Geringschätzung bestraft. Diese Wertung läuft oft unbewusst ab und wird gerne geleugnet, schimmert aber in fast allen Lebensbereichen durch.

Das beginnt bereits beim Kleider- und beim Lebensmittelkauf. Nur Übergewichtige wissen, wie schwer es ist, etwas Geeignetes oder gar Schickes in »Übergrößen« zu finden. Denn die Mode orientiert sich fast ausschließlich an den ultraschlanken Mannequins. Und dann die Blicke im Supermarkt, wenn der Korb zu voll ist …

Vorurteile

Umfragen haben gezeigt:

- Dicken Menschen werden häufiger (als schlanken) schlechte Eigenschaften zugetraut, wie z. B. Faulheit, geringe Intelligenz, mangelnde Geschicklichkeit, Willensschwäche, Ungepflegtsein.
- Vorurteile bestehen bereits bei Kindern. Dicke Kinder werden oft gehänselt. Bei einer Befragung von Sechsjährigen war das dicke Kind als Spielkamerad am allerwenigsten beliebt.

Solche Einschätzungen sind beleidigend und entbehren jeder Grundlage. Es ist völlig unsinnig, den Charakter eines Menschen nach seinem Körpergewicht zu beurteilen. Vielleicht sind Ihnen derartige Erfahrungen erspart geblieben. In jedem Fall ist es ein gewisser Trost zu wissen, dass man nicht der/die Einzige ist, dem solches widerfährt. Die meisten Übergewichtigen haben mit derartigen Vorurteilen zu kämpfen, denn obwohl durchwegs unberechtigt, sind sie in den Köpfen vieler fest verankert.

Wie sehr Übergewichtige im Arbeitsleben benachteiligt sind, wird meistens unterschätzt, da dieses Thema in der

PRAXISTIPP

Gut gewappnet gegen Vorurteile

Bitte halten Sie sich immer bewusst vor Augen:

- Vorurteile gegenüber Übergewichtigen entbehren jeder Grundlage, deshalb lasse ich mir keine falschen Eigenschaften andichten!
- Die Vorurteile sind nicht durch mein persönliches Fehlverhalten entstanden.
- Durch mein Verhalten zeige ich deutlich, dass keines dieser Vorurteile zutrifft.

PRAXISTIPP

Vorurteile im Berufsleben abbauen

- Gehen Sie selbstbewusst auf Ihre Kollegen zu.
- Sprechen Sie Ihr Gewichtsproblem offen an, es sollte kein Tabu-Thema sein.
- Zeigen Sie, welche Fähigkeiten und Talente in Ihnen stecken!
- Achten Sie auf Ihr Äußeres, in jeder Kleidergröße sind geschmackvolle Outfits möglich – ob elegant, lässig oder praktisch.
- Verstecken Sie sich nicht hinter Ihren Pfunden, sondern übernehmen Sie öfter mal »herausragende« Aufgaben!

Öffentlichkeit praktisch tabu ist. Die Misere beginnt schon bei der Arbeitsplatzsuche: Viele Firmen wollen überhaupt keine Übergewichtigen oder nur für weniger attraktive Jobs einstellen. Logischerweise sind auch die beruflichen Aufstiegschancen schlechter als bei den schlanken Mitstreitern. Vom Getuschel und Gerede hinter dem Rücken der Übergewichtigen ganz zu schweigen.

Bedauerlicherweise sind selbst manche Ärzte, Krankenschwestern und -pfleger oder andere Beschäftigte im Gesundheitswesen nicht frei von Vorurteilen gegenüber ihren wohlbeleibten Patienten. Die Betroffenen spüren dies sehr wohl und fühlen sich zuweilen respektlos behandelt und zurückgesetzt. Für eine erfolgreiche Therapie ist ein gutes Vertrauensverhältnis zwischen Arzt und Patient wesentlich. Suchen Sie sich daher einen Arzt, von dem Sie sich verstanden und mit Respekt behandelt fühlen.

Übergewicht und Partnerschaft

Das übertriebene Schlankheitsideal wirft auch auf den zwischenmenschlichen Bereich seine Schatten. Oft ist die Anziehung durch das andere Geschlecht mit einigen Hürden versehen. Vor allem Frauen sind bei der Partnersuche erheblichen Vorurteilen ausgesetzt. Viele ziehen sich in ein Schneckenhaus zurück und meiden Situationen, in denen sie allzu leicht Enttäuschungen erleben könnten, wie Tanzvergnügungen, Sportveranstaltungen, Partys etc.

Wenn Sie verheiratet sind oder eine andere feste Beziehung haben, dann sollten Sie sich vor Augen führen, dass das Übergewicht Anlass für Konflikte sein kann, aber nicht sein muss. Oft ist man selbst mit seinem Gewicht unzufrieden, doch für den Partner ist dies nebensächlich, er liebt Sie so, wie Sie sind. Störend wirkt eher die Art und Weise, wie Sie mit dem Gewichtsproblem umgehen, als die überflüssigen Pfunde selbst. Ein depressiver, nörgelnder und unzufriedener Partner ist – selbst wenn er schlank ist – oft schwerer zu verkraften als ein paar Kilo zu viel.

Wenn allerdings die Erwartungen des anderen nicht erfüllt werden, dann kommt es leicht zu Anspielungen auf das Übergewicht oder zu offener Kritik – dies kann sich bis zur Krise ausweiten. Nicht selten suchen Übergewichtige ärztlichen Rat oder anderweitige Hilfe zur Gewichtsabnahme, um damit den Partner zufrieden zu stellen.

PRAXISTIPP

Gehen Sie offen auf Menschen zu

- Nutzen Sie die Chance, Kontakte zu knüpfen und andere Menschen kennen zu lernen!
- Führen Sie sich vor Augen, dass eine freundliche offene Kontaktaufnahme meistens eine positive Reaktion hervorruft. Vielleicht müssen Sie ein wenig mehr Mut aufbringen als Ihre schlanken Zeitgenossen.
- Vermeiden Sie einen Teufelskreis: Wenn Sie mit Misserfolgen rechnen, werden Sie schließlich so verkrampft, dass Ihre »Misserfolgsrate« tatsächlich ansteigt.
- Verbuchen Sie jede positive Begegnung im zwischenmenschlichen Bereich auf Ihrem persönlichen Erfolgskonto!

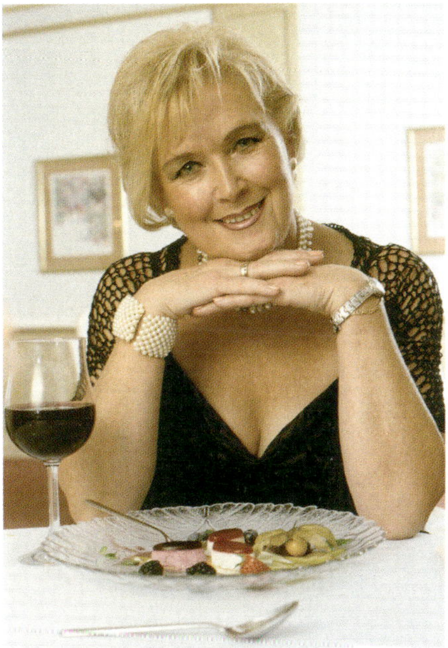

▲ Ziehen Sie sich nicht in ein Schneckenhaus zurück, sondern pflegen Sie Ihre sozialen Kontakte.

Dennoch sollten Sie sich darüber im Klaren sein, dass Übergewicht in einer Partnerschaft eher selten das einzige oder entscheidende Thema bei Streitigkeiten ist. Häufig wird allerdings das Gewichtsproblem in den Vordergrund gerückt und andere, vielleicht gravierendere Streitpunkte bleiben verborgen. Entgegen der landläufigen Vorstellung sind Übergewichtige übrigens sexuell genauso aktiv und zufrieden wie schlanke Menschen.

Wodurch entsteht Übergewicht?

Warum haben Sie Probleme mit Ihrem Gewicht? Ergründen Sie Ihre persönliche Situation! Warum können die einen scheinbar Unmengen »verputzen« und bleiben trotzdem rank und schlank und andere legen bei der »geringsten« Schlemmerei zu? Was ist dran an den »guten« und »schlechten Futterverwertern«? Die Gründe, warum Übergewicht entsteht, sind oft vielschichtig – wir haben sie in diesem Abschnitt von allen Seiten beleuchtet. Machen Sie also mit und überlegen Sie bitte, welche Ursachen bei Ihnen mitspielen könnten! Denn die Ursachen erkennen, bedeutet schon den halben Weg zum Erfolg.

Die erbliche Veranlagung

Unsere unterschiedliche Ausstattung mit Erbanlagen spielt eine wesentliche Rolle bei der Entstehung von Übergewicht. So ist unser Erbgut zu etwa 40–60 % daran schuld, wenn wir zu viele Pfunde auf die Waage bringen. Wie viele Kalorien unser Körper im Ruhezustand verbrennt, ist großenteils angeboren. Selbst unser Essverhalten entspringt nicht nur der Nachahmung, sondern wird auch durch entsprechende Erbanlagen geprägt. Wie unser Körper auf Überernährung reagiert – auch hier zeigt sich ein großer genetischer Einfluss. Dazu gibt es einige interessante Untersuchungen.

Trotz der wichtigen Rolle, die unsere Gene spielen, sollten Sie nicht glauben,

WISSEN

Gewicht und erbliche Veranlagung

- Adoptivkinder und ihre Familien: Das Körpergewicht der Adoptivkinder glich viel stärker dem der leiblichen Eltern, als dem der Adoptiveltern.
- Eineiige Zwillinge, die getrennt aufwuchsen: trotz unterschiedlicher Umgebung entwickelte sich ihr Gewicht sehr ähnlich.
- 12 eineiige Zwillingspaare wurden drei Monate lang mit etwa 1000 kcal Überschuss täglich »gemästet«. Manche Zwillingspaare nahmen nur 5 kg, andere sogar 14 kg zu. Die Gewichtszunahme des einzelnen Zwillingspaars war aber sehr ähnlich.

dass Übergewicht ein unabwendbares Schicksal ist. Denn letztendlich entscheiden erst die äußeren Umstände – vor allem wie wir uns ernähren und wie viel wir uns bewegen –, wie stark sich unsere Erbanlagen durchsetzen können. In der kurzen Zeitspanne der letzten Jahrzehnte hat sich das Erbgut der Mitteleuropäer nicht entscheidend verändert. Dennoch ist es zu einer rasanten Zunahme des Übergewichtsproblems gekommen. Schuld daran sind vor allem Ernährungsüberfluss und ein immer stärker werdender Bewegungsmangel.

Geringer Energieverbrauch

Erhält unser Körper mehr Energie (= Kalorien), als er verbraucht, dann nehmen wir an Gewicht zu. Ein Kalorienüberschuss entsteht immer dann, wenn zu viel Energie zugeführt und/oder zu wenig verbraucht wird. Jede Kalorie, die Sie essen, geht in Ihre »Energiebuchhaltung« ein. Damit die Bilanz ausgeglichen ist, dürfen Sie auf Dauer also nicht mehr Kalorien aufnehmen, als Sie verbrennen. Wenn Sie abnehmen wollen, dann muss die Bilanz unterboten werden. Damit Ihr Gewicht in einem überschaubaren Zeitraum um wenigstens 5 bis 10 % sinkt, muss das »Energiedefizit« bei mindestens 500 kcal pro Tag liegen.

Viele Menschen nehmen langsam zu, obwohl sich Ihre Kalorienaufnahme nicht verändert. Der Grund dafür ist, dass der Energieverbrauch mit steigendem Lebensalter bzw. mit abnehmender Bewegung zurückgeht. Daher sollten Sie im Lauf Ihres Lebens Ihre Essensportionen nach »unten« und keinesfalls nach »oben« korrigieren. Wenn Sie schlanker werden, nimmt Ihr Energieverbrauch ebenfalls etwas ab: Deshalb wundern Sie sich nicht, wenn Sie, um Ihr Gewicht zu halten, jetzt weniger essen dürfen als vorher. Das macht bei 10 kg Gewichtsabnahme immerhin etwa 500 kcal/Tag aus.

WISSEN

Unterschiedlicher Grundumsatz

Der Grundumsatz von zwei gleich schweren Frauen (70 kg) kann einmal bei 1200 und zum anderen bei 1600 kcal/Tag liegen. Verständlicherweise nimmt – bei gleicher Kalorienzufuhr – die eine viel, die andere nur wenig oder gar nicht zu. Menschen mit niedrigem Grundumsatz laufen daher eher Gefahr, übergewichtig zu werden, als Menschen mit hohem Grundumsatz.

Der Energieverbrauch des Menschen besteht aus drei Komponenten (siehe Abbildung):

- Grundumsatz (Ruheumsatz): 50–70 %,
- mahlzeitenabhängiger Verbrauch: ca. 10 %,
- bewegungsabhängiger Verbrauch: 20–40 %.

Unter Grundumsatz (Ruheumsatz) versteht man den Energieverbrauch im Ruhezustand, also wenn Sie ganz entspannt im Sessel sitzen bzw. im Bett liegen.

Energie wird auch benötigt, um Nahrung aufzunehmen, zu verdauen und zu verwerten Durch übermäßiges Essen steigt der nahrungsbedingte Ener-

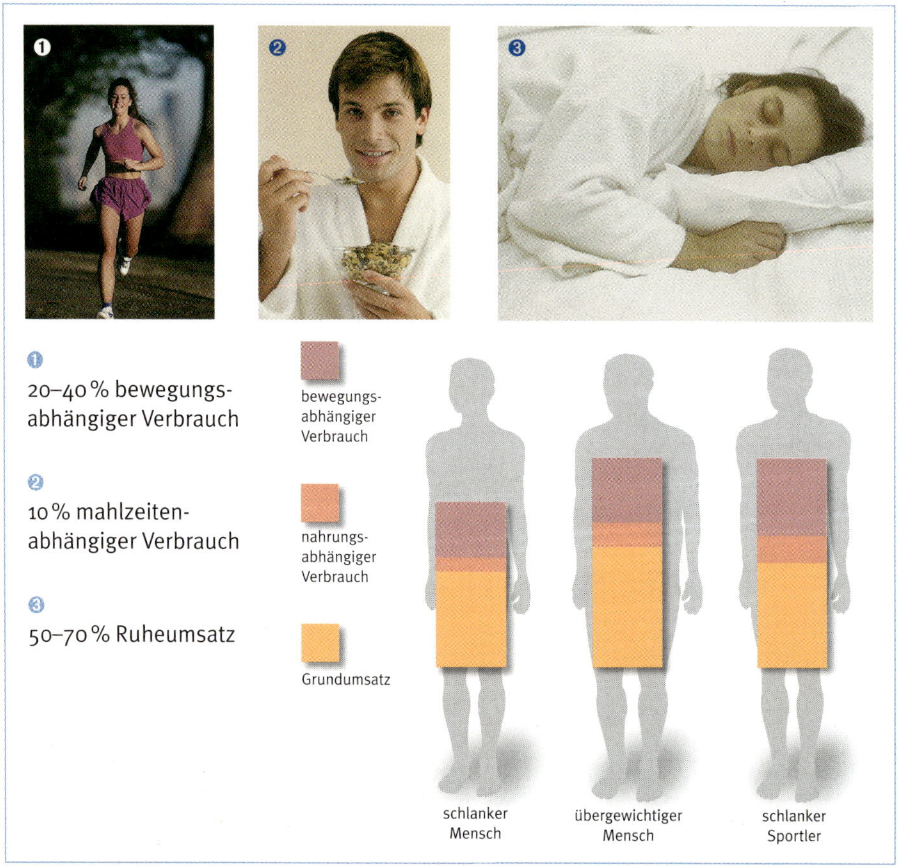

▲ Die drei Komponenten des Energieverbrauchs beim Menschen.

gieverbrauch zwar leicht an, kann den Kalorienüberschuss aber bestenfalls etwas abmildern. Umgekehrt verringert sich bei einer Diät der nahrungsbedingte Verbrauch.

Auch bei jeder Art von körperlicher Bewegung verbrennt man zusätzliche Energie. Dieser bewegungsabhängige Anteil kann erheblich schwanken (20 bis 40 %). Auf diese Komponente haben Sie den größten Einfluss, denn durch ein Plus oder Minus an Bewegung kann die Energiebilanz stark ins Positive wie ins Negative verschoben werden.

Was beeinflusst den Energieverbrauch?

Stoffwechsel und Hormone. Unterschiede im Stoffwechsel und im Hormongeschehen beeinflussen Grundumsatz und Energieverbrauch. Zum Beispiel steigt der Energieverbrauch bei einer Schilddrüsenüberfunktion und geht bei einer Unterfunktion deutlich zurück.

Muskulatur und Grundumsatz. Ihr persönlicher Grundumsatz sowie Ihr Energieverbrauch insgesamt hängen stark davon ab, wie viel Muskelmasse Sie haben. Denn der Löwenanteil der Energie, die Sie als Kalorien mit der Nahrung aufnehmen, wird in den Muskeln verbrannt. Sportlich durchtrainierte Menschen haben deshalb einen hohen Grundumsatz, Frauen aufgrund der geringeren Muskelmasse einen niedrigeren als Männer. Übergewichtige haben ebenfalls einen höheren Grundumsatz als Schlanke, da beim Zunehmen nicht nur das Fettgewebe, sondern auch die Muskulatur »mitwächst«.

Muskelverlust beim Abnehmen. Energieverbrauch sinkt bei einer größeren Gewichtsreduktion, da auch Muskelsubstanz abgebaut wird: pro 10 kg Gewichtsabnahme ca. 2 bis 3 kg Muskelverlust. Bei einer Gewichtsabnahme von 10 kg geht der Energieverbrauch um 400 bis 600 kcal pro Tag zurück. Um Ihr neues Gewicht stabil zu halten, benötigen Sie also weniger Kalorien als vorher. Essen Sie aber genauso viel wie

PRAXISTIPP

So erhöhen Sie Ihren Energieverbrauch

richtig:

- Alltagsaktivität steigern,
- regelmäßig Sport treiben,
- regelmäßig Gymnastik,
- isometrische Übungen fördern v. a. Muskelaufbau;

falsch:

- nicht indizierte Medikamente (z. B. Schilddrüsentabletten oder Amphetamine),
- koffeinhaltige Getränke (Kaffee, Cola, Red Bull u. ä.) in größeren Mengen.

vorher, werden Sie zwangsläufig wieder zunehmen. Das ist einer der Gründe für den Jojo-Effekt.

Steigern Sie Ihren Energieumsatz

Körperliche Betätigung und Sport sind für das Abnehmen und eine langfristige Gewichtskontrolle sehr wichtig. Denn dies fördert den Muskelaufbau und steigert damit den Grundumsatz sowie den bewegungsabhängigen Energieverbrauch.

Am höchsten ist unser Kalorienbedarf zwischen dem 15. und 25. Lebensjahr, danach geht der Energieverbrauch allmählich immer mehr zurück. Ein 40-Jähriger braucht schon merklich weniger Kalorien als ein 20-Jähriger, ein 60-Jähriger nur noch ca. ein Drittel. Unser Grundumsatz verringert sich jedes Jahr um etwa 1 %, da altersbedingt die Muskulatur unmerklich, aber stetig schwindet. Zudem laufen mit steigendem Lebensalter viele Stoffwechselvorgänge »langsamer« ab. Und dann zeigt auch noch die körperliche Aktivität einen Abwärtstrend. Bedingt durch Beruf oder familiäre Anforderungen wird die Zeit knapp, manchmal fehlt auch einfach die Lust oder Motivation, sich körperlich zu betätigen.

Wenn Sie nun weiterhin so viel essen wie in jungen Jahren, dann sammeln sich die Pfunde unweigerlich an. So kann leicht Übergewicht entstehen. Das besonders kritische Alter liegt bei Männern zwischen 30 und 40, bei Frauen zwischen 40 und 50 Jahren. Beobachten Sie sich selbst, mit welcher Nahrungsmenge Ihr Körper auskommt, um Ihr Gewicht stabil zu halten. Ein Gewichtsanstieg mit dem Älterwerden lässt sich nur verhindern, wenn die Essensportionen kleiner ausfallen und Sie sich ausreichend körperlich betätigen.

Hunger und Sättigung

Um es gleich vorwegzunehmen: Die meisten Übergewichtigen haben wahrscheinlich eine völlig normale Hunger- und Sättigungsregulation. Bei extremem Übergewicht scheinen häufiger aber auch Störungen des Hunger- und Sättigungsgefühls vorzuliegen. Wie Hunger und Sättigung genau reguliert werden, ist bis heute nicht ausreichend geklärt. Sicher ist, dass es im Gehirn ein Hunger- und Sättigungszentrum gibt. Über Nerven, Hormone und andere Botenstoffe erhalten diese Zentren Rückmeldung aus unserem Körper und erzeugen die Gefühle »hungrig« oder »satt«. Wichtige Botenstoffe zur Signalübermittlung sind z. B. Noradrenalin, Serotonin, Neuropeptid Y, endogene

Opioide, Orexine, Leptin, α-MSH und GLP-1, um nur einige zu nennen.

Eine wichtige Rolle spielen auch der Magen und der übrige Verdauungstrakt. Wenn Nahrung verarbeitet wird, dann werden aus Magen, Darm und Bauchspeicheldrüse etliche Hormone freigesetzt und Nerven gereizt. Auf diese Weise erhält das Gehirn Meldung über Menge und Zusammensetzung unserer Nahrung.

Leptin. Ende 1994 entdeckte eine amerikanische Forschergruppe um J. Friedman einen bislang unbekannten Sattheitsfaktor, der im Fettgewebe gebildet wird, und nannten ihn Leptin (griechisch: leptos = dünn). Mäuse, bei denen Leptin fehlt, neigen sehr stark zur Fettsucht. Erhalten diese Mäuse diesen Faktor gespritzt, dann fressen sie deutlich weniger und ihr Körpergewicht normalisiert sich rasch. Die Hoffnung, dass damit eine neue Möglichkeit zur Behandlung der Adipositas beim Menschen besteht, verflüchtigte sich leider rasch. Übergewichtige Menschen bilden mehr Leptin als schlanke, spritzt man zusätzlich Leptin, kommt es nur zu einer geringen Gewichtsabnahme.

WISSEN

Magendehnung macht satt

Ein wichtiger Sättigungsmechanismus besteht darin, dass das Essen eine Magendehnung bewirkt. Dadurch werden Hormone freigesetzt und Nervenimpulse aktiviert. Die wiederum erstatten unserem Gehirn Rückmeldung und erzeugen ein Sättigungsgefühl.

Satt werden und satt bleiben

Entscheidend für den Langzeiterfolg jeder Abnehmstrategie ist, dass trotz allem ein gutes Sattheitsgefühl erreicht wird. Sie werden sich fragen, wie das gehen soll, wenn die Kalorien auf Dauer verringert werden müssen. Die Lösung liegt in der »Energiedichte« der Nahrung. Wir haben heute sehr energiedichte Lebensmittel, die pro 100 g beispielsweise etwa 2- bis 3-mal so viele Kalorien enthalten wie noch vor 100 Jahren. Es geht daher darum, nicht weniger, sondern anders zu essen. Aber auch die einzelnen Nährstoffe haben durchaus eine unterschiedliche Sättigungswirkung, was auch genutzt werden sollte.

Sättigung bezeichnet eigentlich den Moment bzw. das Gefühl, bei dem man sich satt fühlt und deshalb zu essen aufhört. Sattsein bzw. Gesättigtsein beschreibt dagegen den Zeitraum, wie lange man sich gesättigt fühlt und kein echtes Hungergefühl mehr verspürt.

Zucker sättigt schlechter als Stärke: Nicht alle Nahrungsmittel mit gleicher Kalorienmenge halten auch gleich

WICHTIG

Um abzunehmen, sollten Sie Speisen bevorzugen, die mit möglichst geringem Kaloriengehalt möglichst lange satt halten:

- wenig zuckerhaltige Lebensmittel,
- stärkereiche Lebensmittel mäßig, aber regelmäßig,
- viel Ballaststoffe,
- ausreichend Eiweiß.

lange satt. Sicher haben Sie schon beobachtet, dass ein süßes Getränk, z. B. ein Glas Limonade oder Orangensaft, kurzfristig zwar gut sättigt, der Hunger aber rasch wieder zurückkehrt. Nach einem Müsli fühlen Sie sich dagegen viel länger satt. Ein Grund dafür ist,

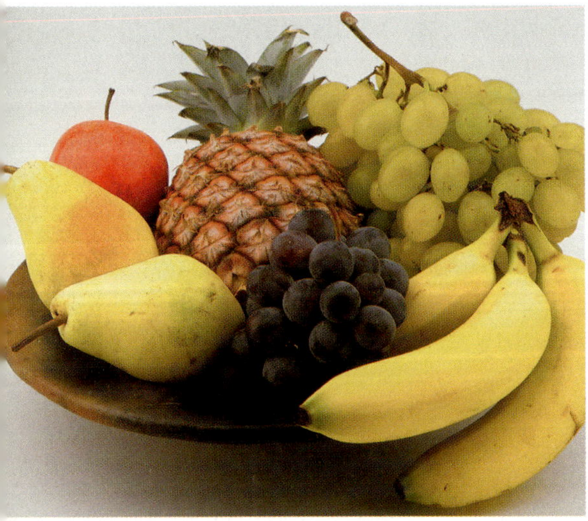

▲ Heißhunger auf Süßes sollten Sie mit einem Stückchen Obst statt mit Süßigkeiten stillen.

dass zuckerreiche Speisen zu einem rasanten Blutzuckeranstieg führen. Die Bauchspeicheldrüse reagiert darauf mit einer starken Insulinausschüttung, die den Blutzucker schon nach kurzer Zeit wieder senkt, Fazit: Sie fühlen sich schneller wieder hungrig. Stärkehaltige Kohlenhydrate wie Müsli, Brot, Reis oder Nudeln führen zu einer langsameren, aber anhaltenden Blutzuckererhöhung und lösen keine so hohe Insulinfreisetzung aus: Sie fühlen sich länger und besser satt.

Obst nimmt eine Zwischenstellung ein: Es besteht zwar vorwiegend aus Ein- und Zweifachzuckern, die aber wegen des hohen Ballaststoffanteils nur zögerlich vom Darm aufgenommen werden. Der Blutzucker steigt deshalb langsamer an als bei Limonaden, aber schneller als z. B. bei Brot, Reis oder Nudeln. Sättigungswirkung und Blutzuckerabfall liegen zwischen Zucker und Brot.

Ballaststoffe unterstützen Sättigung und Sattsein: Ballaststoffe sind praktisch kalorienfrei, da sie von unserem Darm kaum in den Körper aufgenommen werden. Neben ihrem günstigen Einfluss auf die Verdauung verbessern sie auch das Sättigungsgefühl. Sie wirken wie Füllmaterial im Darm und verzögern die Aufnahme von Nährstoffen in die Blutbahn. Dadurch steigt auch der Blutzucker langsamer an und die

Insulinfreisetzung fällt geringer aus. Wenn Sie zum Frühstück ein ballaststoffarmes Marmeladenbrötchen aus Weißmehl essen, dann verspüren Sie schneller wieder Hunger als nach einem Vollkornbrot.

PRAXISTIPP

So werden Sie besser satt

- Zum Frühstück: statt Toast etwas Müsli, statt Weißbrot ein Brot mit höherem Vollkornanteil, am besten Vollkornbrot.
- Mittags: statt Weißmehl-Brötchen besser etwas Reis, Kartoffeln oder Nudeln.
- Zwischendurch: statt einem Glas Fruchtsaft besser ein Stück Obst.
- Abends: statt Weißmehl- ein Vollkornbrötchen.
- Statt großem Fleischteller mit wenig Beilagen einen Salatteller mit Geflügelfleisch oder einen Eintopf.
- Rohkost vor dem Essen, dann fühlen Sie sich mit kleineren Portionen satt.
- Zu lange Nahrungspausen führen zu einem starken Hungergefühl, deshalb vermeiden, z. B. durch einen Apfel zwischendurch.

Fett macht schlecht satt und leichter dick: Wichtigste Regel zum Abnehmen und Gewicht halten: Essen Sie weniger Fett! Es ist vielfach bewiesen, dass Fett bei gleicher Kalorienmenge schlechter sättigt als Kohlenhydrate, wie z. B. Brot, Nudeln oder Kartoffeln. Fettreiche Nahrung ist sehr kaloriendicht, d.h. in einer kleinen Menge stecken viele Kalorien, wodurch der Magen weniger gedehnt und das Sättigungszentrum im Gehirn weniger aktiviert wird.

Fettreiche Lebensmittel sind oft verführerisch, da Fett ein Geschmacksverstärker ist. Obendrein lassen sie sich ohne aufwendige Zubereitung und ohne mühsames Kauen verspeisen. Aber mit geringen Mengen nehmen Sie viele Kalorien auf: Wie schnell haben Sie eine Tafel Schokolade oder 100 g Salami gegessen? In kürzester Zeit haben Sie so 500–600 kcal zu sich genommen. Würden Sie die gleiche Kalorienmenge stattdessen mit Gemüse decken wollen, müssten Sie 1,75 kg Kohlrabi, 2,5 kg Tomaten oder 600 g gekochten Reis zu sich nehmen.

Eiweiß sättigt gut: Eiweiß hat pro Kaloriengehalt eine noch bessere Sättigung als Kohlenhydrate. In unserer normalen Durchschnittskost essen wir genug davon, oft aber zusammen mit relativ viel Fett. Es spricht nichts dagegen, mehr Eiweiß zu essen, sofern es sich dabei um fettarme Lebensmittel handelt. Eiweißreiche Produkte sind Fleisch, Wurst, Fisch, Eier und Milchprodukte, Brot, Nüsse und einige eiweißreiche Gemüsesorten. Nur bei Nierenerkrankungen muss man mit den Eiweißmengen vorsichtig sein und vorher mit einem Arzt sprechen.

Genüssliches Essen

Unsere Nahrungsaufnahme wird nicht nur von inneren, »biologischen« Faktoren, sondern auch von kulturellen Einflüssen gesteuert. Unsere Esserziehung spielt dabei eine wichtige Rolle. Wenn wir langsam und genussvoll essen, dann entsteht viel eher ein Sättigungsgefühl als durch schnelles Hinunterschlingen. Ein gutes Sättigungsgefühl stellt sich nämlich frühestens nach 15–20 Minuten ein.

Essen Sie nicht aus Kummer. Natürlich kann auch unsere seelische Verfassung das Hunger- und Sättigungsgefühl beeinflussen. Manche Menschen bekommen bei großer Stressbelastung Hunger und essen mehr als sonst, während anderen Menschen dadurch eher der Appetit vergeht. Es gibt ein breites Spektrum an Reaktionen, die in einem Fall Übergewicht und im anderen Fall Untergewicht begünstigen können. Das Essen aus Kummer kann zur Gewohnheit werden, Frustrationsesser sind nicht selten.

PRAXISTIPP

Setzen Sie keinen »Kummerspeck« an

- Versuchen Sie, Sorgen und Ängste, Kummer und Frust nicht zu oft mit übermäßigem Essen zu vertreiben.
- Sprechen Sie mit anderen über Ihre Probleme.
- Reagieren Sie sich mit körperlicher Bewegung ab, z. B. Spazierengehen, Laufen, Fahrradfahren, Treppensteigen.
- Reagieren Sie sich durch eine andere Beschäftigung ab: z. B. Blumengießen, Gartenarbeit, Zeichnen, Putzen, Autowaschen, Sortieren etc.

Seelische Ursachen

Wir haben dieses Thema gerade angesprochen: Manche Menschen essen in seelisch belastenden Situationen mehr als sonst. Denn das Plus an Kalorien verschafft ihnen Entspannung, Beruhigung und Befriedigung. Das Essen gegen unangenehme Gedanken und Gefühle kann aber leicht zur Gewohnheit oder gar zur Sucht werden.

Auslöser kann sein:

- akuter oder chronischer Stress, z. B. Partnerschafts-Konflikte oder Probleme am Arbeitsplatz,
- andauernde Unzufriedenheit mit sich selbst,
- Alleinsein, Langeweile.

In vielen deutschen Großstädten sind bis zu 50 % aller Einwohner »Singles«, nur wenige davon aus Überzeugung.

Auch ältere Menschen wohnen zunehmend allein und isoliert. Wo Gespräche mit dem Partner, Liebe, Zuneigung und familiäre Geselligkeit fehlen, wird der Griff in den Kühlschrank oder die Pralinenschachtel leicht zur Ersatzbefriedigung.

Haben Übergewichtige einen speziellen Charakter?

In vielen Köpfen spukt noch die überkommene Auffassung, Schlanke seien psychisch robuster und anpassungsfähiger als Übergewichtige und ihr Gewichtsproblem sei vorwiegend »seelisch« bedingt. Heute weiß man jedoch, dass dies so nicht stimmt. Dicke Menschen unterscheiden sich in ihren psychischen Eigenschaften nicht von schlanken. Es existiert kein für Dicke typisches Persönlichkeitsbild. Warum jemand Übergewicht hat, ist in den meisten Fällen nicht in seiner Psyche begründet.

Wenn sich Übergewichtige abgelehnt fühlen. Dicke Menschen erfahren häufig Vorurteile und Zurücksetzung. Dies führt leider oft dazu, dass sich die Betroffenen ihrer Figur schämen. Häufig entstehen dann Minderwertigkeitsgefühle, weil sie die Erwartungen ihrer Mitmenschen nicht erfüllen können. Viele Übergewichtige – zumeist Frauen – neigen wegen ihrer überschüssigen Pfunde zu Depressionen. Sie entwickeln im Lauf der Zeit ein gänzlich negatives Bild von sich selbst und ihrem Körper. Alle übrigen Eigenschaften werden dann nicht mehr wahrgenommen, die Selbsteinschätzung beschränkt sich nur noch auf die Unzufriedenheit mit der eigenen Figur. Schließlich leidet das ganze Selbstwertgefühl darunter. Besonders »gefährdet«

WISSEN

Wenn schon »Frust-Essen«, dann kalorienärmer

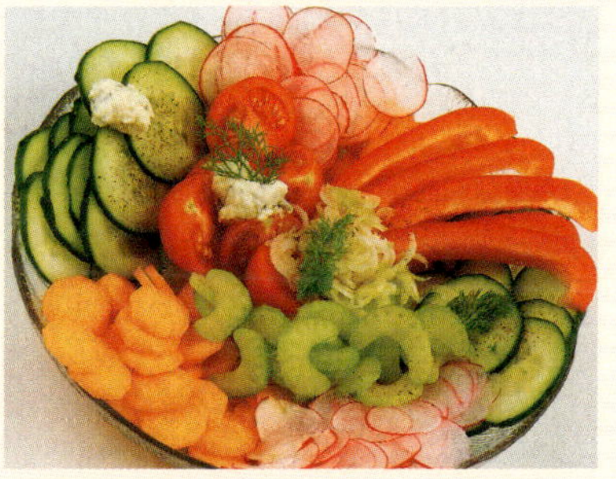

- Knabbern Sie Möhren, Kohlrabi, Paprika,
- genießen Sie größere Mengen an Gemüse, Salat (äußerst fettarm oder fettfrei zubereitet),
- statt Süßigkeiten Obst essen, z. B. Äpfel, Erdbeeren, Nektarinen, Mandarinen,
- statt eine ganze Pralinenschachtel nur 2–3 Pralinen, in dünnen Scheiben geschnitten und langsam hintereinander essen,
- statt einer ganzen Tafel Schokolade 4–5 dünne Schokoplättchen langsam essen.

WICHTIG

Gescheiterte Diäten und Selbstwertgefühl

Eine depressive Stimmung kann auch als Folge gescheiterter Diäten auftreten. Obwohl die meisten Diäten unsinnig sind und gar nicht funktionieren können, geben sich sehr viele Übergewichtige selbst die Schuld für das »Versagen«. Achtung: Unterbrechen Sie diesen Teufelskreis und bemühen Sie sich um eine dauerhaft gesunde und praktikable Lebensweise, auch wenn sie nicht gleich zu einer größeren Gewichtsabnahme führt.

sind offensichtlich junge Frauen, die trotz vieler Abnehmversuche nur Misserfolge verbuchen konnten. Anfällig sind vor allem diejenigen, die schon als Kind dick waren und sich von Umwelt und Eltern nie richtig akzeptiert gefühlt haben. Aufgrund zahlloser negativer Erfahrungen fällt es diesen Menschen sehr schwer, sich eine positive Sicht der Dinge überhaupt noch vorzustellen. Oft kann sogar eine erfolgreiche Gewichtsabnahme das angeschlagene Selbstwertgefühl nicht mehr aufrichten. Dann ist es höchste Zeit, Rat beim Fachmann einzuholen.

WISSEN

Was sind Essstörungen?

Ein weiteres Resultat unseres übertriebenen Schlankheitsideals ist der Anstieg von Essverhaltensstörungen. Allerdings spielen hier noch andere Faktoren mit, wie erbliche Veranlagung, schmerzliche Erlebnisse in der Kindheit oder eine besondere psychische Empfänglichkeit. Bei den Essstörungen unterscheidet man:

Magersucht (Anorexie): Die Betroffenen – meist Mädchen in der Pubertät oder junge Frauen – essen nur noch so wenig und eingeschränkt, dass sie bis zum ausgeprägtem Untergewicht abmagern.

Ess-Brech-Sucht (Bulimie):
Wie der Name schon sagt, folgt nach dem Essen – oft in Form von »Fressattacken« –, das absichtliche Erbrechen. Oder die Betroffenen, ebenfalls meist Mädchen in der Pubertät oder junge Frauen, versuchen mit Abführmitteln, entwässernden Medikamenten oder Appetitzüglern, die aufgenommenen Kalorien so schnell wie möglich wieder loszuwerden.

Binge-Eating: Bei Heißhungerattacken stopfen die Betroffenen riesige Essensmengen in sich hinein – bis zu 10 000 kcal und manchmal sogar noch mehr –, allerdings ohne danach zu erbrechen. Nach einer solchen Essattacke haben die Betroffenen meist ein schlechtes Gewissen, Schuldgefühle oder Depressionen.

Literaturempfehlungen zum Thema Essstörungen finden Sie im Anhang.

Warten Sie geradezu auf Ihr Versagen und den Misserfolg?

- Dann sollten Sie mit Ihren negativen Gefühlen nicht allein bleiben.
- Manchmal bringt schon ein intensives Gespräch mit einem verständnisvollen Menschen aus Ihrem Umfeld oder auch mit einem Fachmann eine spürbare Erleichterung.
- Führen Sie sich all Ihre positiven Eigenschaften und Fähigkeiten vor Augen!
- In Einzelfällen kann auch eine intensive psychologische oder psychotherapeutische Behandlung angeraten sein.

Andere Gründe für die Gewichtszunahme

Schwangerschaft. Bei Frauen ist oft die Schwangerschaft der Grund für ein bleibendes Gewichtsproblem. Viele Frauen behalten nach der Entbindung einige Kilos »drauf«, weil es ihnen durch die Kinderbetreuung nicht mehr gelingt, auf das Essen zu achten, oder sie sich weniger körperlich bewegen.

Rauchen. Das Aufgeben des Rauchens ist leider häufig mit einer Gewichtszunahme verbunden. Die meisten Menschen nehmen dadurch einige Kilos zu, weil sie ersatzweise mehr essen und durch den Nikotinverzicht der Energieverbrauch etwas absinkt. Es wäre aber völlig falsch, deswegen weiterzurau-

PRAXISTIPP

Ernährungs-Tipps für Schwangerschaft und Stillzeit

- Erst ab dem 4. Schwangerschaftsmonat ist der Kalorienbedarf der werdenden Mutter erhöht, aber nur um ca. 300 kcal/Tag.
- Eher kohlenhydratreich und fettarm essen.
- Auf ausreichend Eiweiß achten.
- Keine strengen oder extremen Diäten, keine vegane Kost (= vegetarische Kost ohne Eier und Milchprodukte).
- Für die normalgewichtige Schwangere gilt: keine hypokalorische Kost, eine Gewichtszunahme ist notwendig.
- Für die übergewichtige Schwangere gilt: keine Kost unter 1200–1500 kcal/Tag, übergroße Gewichtszunahme (über 15 kg während Schwangerschaft) vermeiden.
- Vermehrtes Hungergefühl nicht mit großen Mengen an Süßigkeiten, Snacks und Kuchen stillen.
- Für Übergewichtige: während Stillzeit nur langsame Gewichtsabnahme 2–4 kg.

chen, was leider vor allem junge Frauen manchmal tun. Es gibt heute spezielle Rauchentwöhnungsprogramme, sprechen Sie doch Ihren Hausarzt bzw. Ihre Krankenkasse darauf an.

Körperliche Leiden. Wer sich aufgrund anderer körperlicher Probleme, z. B. wegen eines Hüftgelenkleidens, nicht mehr ausreichend bewegen kann, läuft ebenfalls Gefahr, Gewicht zuzunehmen. Dann bleibt nur die Möglichkeit, sein Essen umzustellen. Auch Unterwassergymnastik kann sinnvoll sein und zur Gewichtskontrolle beitragen.

Hormonelle Störungen. Die »Drüsen« sind nur selten (1–2 % der Fälle) für unser Übergewicht verantwortlich. Meist handelt es sich um eine Schilddrüsenunterfunktion, die durch einen einfachen Test ausgeschlossen werden kann. Durch eine einfache Untersuchung beim Arzt können diese und andere hormonelle Störungen ausgeschlossen werden.

Medikamente. Gar nicht so selten ist eine Gewichtszunahme durch Medikamente. Bitte setzen Sie diese Medikamente aber keinesfalls eigenmächtig ab, sondern sprechen Sie mit Ihrem Arzt darüber. Medikamente, die eine Gewichtszunahme begünstigen können sind:

- Neuroleptika (bei psychiatrischen Erkrankungen, z. B. Clozapin, Olanzapin),
- Antidepressiva (tri- und tetrazyklische, Imipramin, Nicht-Mao-Hemmer),
- Kortison und Kortisonabkömmlinge,
- Sulfonylharnstoffe, Glitazone (blutzuckersenkend),
- Insulinbehandlung,
- Betablocker,
- Gestagene,
- Östrogen-Gestagen-Kombination,
- Östrogene (evtl. leichte Gewichtszunahme durch Wassereinlagerungen).

Die bequeme Lebensweise

Während seiner Vergangenheit musste der Homo sapiens immer wieder harte Zeiten überstehen, in denen die Nahrung knapp war. »Gute Futterverwerter« hatten dabei einen großen Überlebensvorteil. Erst seit ganz kurzer Zeit herrscht in den Industriestaaten ein Nahrungsüberfluss. Darauf ist unser Organismus durch die jahrtausendelange Anpassung an den Nahrungsmangel überhaupt nicht eingestellt. Heutzutage haben »gute Futterverwerter« schlechte Karten und werden leichter übergewichtig.

Unsere frühen Vorfahren haben als Jäger und Sammler nur von »der Hand in den Mund« gelebt. Größere Vorräte konnten sie nicht anlegen und Hunger blieb ein ständiger Begleiter. Deshalb war es durchaus zweckmäßig, nach einer üppigen Sammel- und Jagdbeute möglichst viel zu essen, um seine Polster wieder aufzufüllen. Der Körperfettspeicher trug entscheidend dazu bei, Hungerperioden zu überstehen.

Solche Lebensbedingungen begünstigten – verständlicherweise – die »guten Futterverwerter«. Sie konnten Notzeiten besser überstehen, waren stärker, lebten länger und hatten auch eine größere Chance, sich fortzupflanzen. So wurden im Lauf von Jahrtausenden die »guten Futterverwerter« immer mehr »herangezüchtet«.

Die große Verführung

Wir essen nicht nur, weil wir Hunger haben, Essen vermittelt auch Lustgewinn und Wohlgefühl. Jeder von Ihnen weiß, dass allein der Anblick bestimmter Speisen Appetit machen kann, auch wenn wir nicht besonders hungrig sind.

Essen lockt überall. Auf Schritt und Tritt winken heute kulinarische Verlockungen – delikat präsentiert und für jedermann erschwinglich. Nicht nur Lebensmittelgeschäfte, sondern auch Cafés, Kioske, Bahnhöfe und Tankstellen bieten fast rund um die Uhr Schleckereien und Getränke an, die es einem schwer machen, standhaft zu bleiben. Dies verführt sehr leicht zu übermäßigem Genuss.

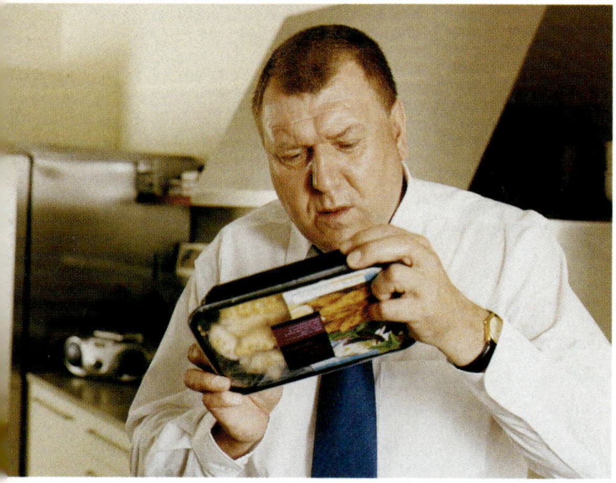

▲ Auf eine schnelle Mikrowellen-Mahlzeit sollten Sie nur im Notfall zurückgreifen.

Snacks statt richtiger Mahlzeiten. Vor allem junge Menschen essen vielfach nur noch spontan, d. h. wenn sie gerade Lust verspüren und wenn ihnen Leckeres in die Quere kommt. Damit verliert man natürlich seine Kontrolle über die Kalorienaufnahme, Hunger und Sättigung bei festen Essgewohnheiten werden nicht mehr erlebt. Damit steigt nachweislich das Risiko für eine Gewichtszunahme, zumal es sich bei den Snacks meist um energiereiche Produkte handelt.

Essen als Event. Bei vielen Gelegenheiten wird Essen und Trinken gar zur Pflicht, z. B. wenn am Arbeitsplatz wegen eines besonderen Anlasses Kaffee und Kuchen spendiert werden, bei Einladungen, Geschäftsessen, Familienfeiern und Ähnlichem. Essen ist häufig an gesellschaftliche Rituale gekoppelt, es abzulehnen gilt dann leicht als unhöflich. Essen verbindet, Essen schafft Atmosphäre und bedeutet viel mehr als bloße Nahrungsaufnahme.

Süßigkeiten, Knabberzeug & Co.

Die Lebensmittelindustrie lässt nichts unversucht, um Genussimpulse zu wecken und unsere Verführbarkeit auszunutzen. Jährlich werden alleine in Deutschland riesige Beträge für Werbung ausgegeben, um den Verbraucher zu ködern, auch wenn Qualität und Nutzen der Produkte oft fragwürdig sind.

Mit viel Raffinesse und Skrupellosigkeit werden wir zum Genuss überflüssiger Kalorien verleitet. So werben z. B. su-

PRAXISTIPP

Verführungen widerstehen

- Prüfen Sie einmal kritisch, wie oft Sie zum Essen verleitet werden, ohne dabei groß zu überlegen und ohne hungrig zu sein.
- Sind alle diese Zugeständnisse nötig oder lässt sich dabei nicht manche »Sünde« vermeiden?
- Machen Sie sich eine Liste und gehen Sie die Punkte von Zeit zu Zeit durch.
- Versuchen Sie, alle 2–3 Wochen eine »Sünde« abzuschaffen.

perschlanke Models für fettreiche Schokoriegel und verbreiten damit die Botschaft: »Du brauchst dabei keine Angst um dein Gewicht zu haben« bzw. »Du wirst dann genauso attraktiv wie ich«. Die meisten angepriesenen Süßigkeiten sind sehr kalorienreich und bestehen überwiegend aus Fett und Zucker, den beiden ungünstigsten Nährstoffen. Wahre Kalorienbomben werden hemmungslos als »leicht« bezeichnet oder sollen nur »den kleinen Hunger« stillen und dazu noch besonders »natürlich« und »wertvoll« sein. Und Sie können sicher sein, dass die attraktiven Models diese Produkte sonst meiden wie der »Teufel das Weihwasser«.

Seien Sie als Verbraucher auf der Hut: Sie können leicht über den wahren Kalorien- und Nährstoffgehalt von Produkten hinweggetäuscht werden. Lassen Sie sich nicht durch Slogans verleiten, prüfen Sie die Produkte kritisch. Gerade bei vielen Süßwaren, Snacks oder Chips fehlen Angaben zu Kalorien, Fett, Zucker oder Salz. Leider konnte sich der Gesetzgeber bisher nicht zu klaren Verordnungen durchringen, die Ernährungsindustrie hat dies erfolgreich verhindert.

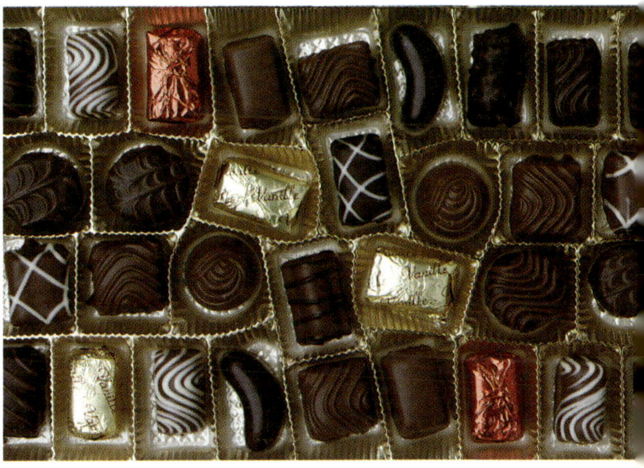

▲ Es fällt oft schwer, den ständigen Verführungen zu widerstehen.

Fett- und Kaloriengehalt beliebter Snacks

	Fett (g)	Kalorien (kcal)
Schokoriegel (45–60 g)	10	200–300
½ Tafel Schokolade	15	220–270
Nussecke (50 g)	15	250
1 Praline (10 g)	2–5	40–80
1 Speiseeis am Stiel	15–20	200–300
1 Beutel Erdnüsse (50 g)	25	300
Kartoffelchips (50 g)	20	270
kleine Portion Pommes frites (100 g)	15	300

Bewegungsmangel

Viele Menschen sind vor allem deshalb zu dick, weil sie zu wenig körperliche Bewegung haben. Obwohl sich unsere Kalorienaufnahme in den letzten 20 bis 30 Jahren kaum verändert hat, gibt es immer mehr Übergewichtige. Das liegt mit großer Wahrscheinlichkeit an dem weiter zunehmenden Bewegungsmangel. Und ein Ende dieses Trends zur Bequemlichkeit ist leider nicht abzusehen. Besonders betroffen davon ist die jüngere Generation.

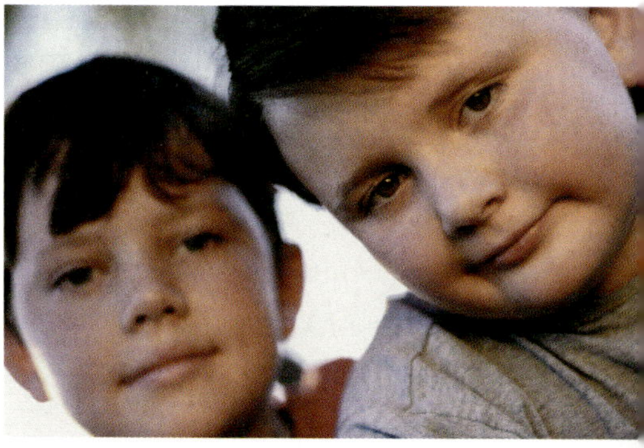

▲ Falsche Ernährung und Bewegungsmangel führen schon bei Kindern zu Übergewicht.

Von der Feldarbeit zur Bildschirmtätigkeit

Die Entwicklung von der Agrar- zur Industriegesellschaft entlastete uns spürbar von harter körperlicher Arbeit. In Beruf und Freizeit kommen immer mehr Maschinen zum Einsatz, menschliche Muskelkraft ist kaum noch gefordert. Nur wenige Menschen üben heute noch körperlich anstrengende Tätigkeiten aus. Mit Internet und Computer wandeln wir uns weiter zu einer fast nur noch sitzenden Dienstleistungs- und Kommunikationsgesellschaft.

Die wachsende Technisierung hat auch die häusliche Arbeit verändert: Waschmaschine, Wäschetrockner, Spülmaschine, Heckenschere – immer mehr elektrische Geräte lassen immer mehr Muskeln verkümmern, angefangen vom Sahneschlagen bis hin zum Rasenmähen. Selbst die Autoscheiben lassen sich nicht mehr von Hand herunterkurbeln, wie schick ist doch die perfekte Elektronik. In vielen Lebensbereichen

PRAXISTIPP

Weniger Fernsehkonsum – weniger Gewicht

- Je mehr Zeit unser Nachwuchs vor einem Bildschirm verbringt, desto größer das Risiko, dick zu werden.
- Erstes Therapieprinzip bei Kindern: weniger Fernsehen, Video und Computer.
- Machen Sie Ihren Kindern attraktive Alternativangebote.
- Gehen Sie mit gutem Beispiel voran!

beschränkt sich unsere körperliche Leistung nur noch auf ein »Knopfdrücken«.

Bei Kindern und Jugendlichen spielt der Bewegungsmangel wahrscheinlich eine noch größere Rolle für die Entstehung von Übergewicht als bei den Erwachsenen. Statt Versteckspiel, Seilhüpfen oder Ballspielen verbringen die Kids von heute den Nachmittag oft lieber vor der »Glotze« oder dem Computer. Dieser Trend hat sich in den letzten Jahren weiter verstärkt. Der durchschnittliche Fernsehkonsum bei englischen Kindern stieg z. B. innerhalb eines Jahrzehnts von 17 auf 26 Stunden pro Woche – und parallel dazu auch ihr Körpergewicht.

Familie und Umwelt

Neben Ernährungsgewohnheiten und »Bewegungsaktivität bzw. -passivität« beeinflusst auch das soziale Umfeld unser Körpergewicht. Es besteht ein deutlicher Zusammenhang zwischen Übergewicht und Gesellschaftsschicht, Ausbildung und Umgebung, in der wir aufwachsen.

Auch die Wohnverhältnisse können Übergewicht begünstigen. Wenn die häusliche Umgebung zu wenig Gelegenheit bietet, sich körperlich richtig auszutoben, ist das für Kinder und Jugendliche besonders fatal. In den Städten sind die Straßen wegen des Verkehrs oft zu gefährlich, Spielplätze sind rar oder wenig attraktiv, eine aktive Freizeitgestaltung erfordert größeren Zeit- und Geldaufwand. So verbringen immer mehr Kinder ihre Freizeit in der Wohnung und werden über etliche Stunden des Tages durch Fernseher oder Computer bei Laune gehalten.

Die heutigen Lebensbedingungen haben auch die Essgewohnheiten gewaltig verändert. Oft sind beide Elternteile

PRAXISTIPP

Schenken Sie Ihren Kindern körperliche Aktivität

- Neben Aufmerksamkeit und Zuwendung ist körperliche Bewegung eine wichtige Gabe für Ihre Kinder.
- Fördern Sie Bewegung im häuslichen Umfeld: z. B. Ball- und Hüpfspiele im Hof, Gymnastik lässt sich auch in einer kleinen Wohnung machen, Schwimmbäder gibt es fast überall.
- Unterdrücken Sie Bewegungsimpulse Ihrer Kinder nicht, gehen Sie mit ihnen spazieren, Fahrrad fahren, laufen, spielen.
- Gewöhnen Sie Ihre Kinder daran, zu Fuß zu gehen.
- Lassen Sie Ihre Kinder ab einem gewissen Alter auch kleine Einkäufe zu Fuß erledigen.

berufstätig, weil die Lebenshaltungskosten in den Ballungsräumen ständig steigen und Mütter häufiger ihren Beruf ausüben wollen oder müssen. Der Alltag wird hektischer und Essen und Ernährung erscheinen leicht lästig oder gar unwichtig. Fastfood, Tiefkühlkost

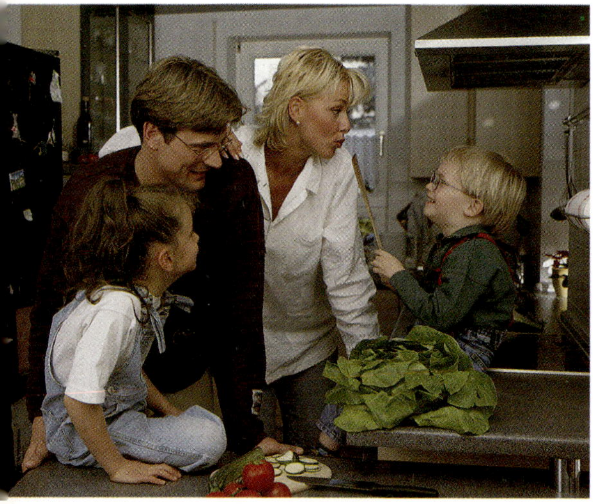

▲ Auch wenn es schnell gehen muss, sollte Salat nie fehlen – damit tun Sie sich und Ihrer Familie etwas Gutes.

und Mikrowelle, 5-Minuten-Gerichte und schnell sättigende Süßwaren stillen dann den Hunger.

Stress ist »in«, beim modernen Menschen mit Terminkalender muss alles sehr schnell gehen. Überspitzt gesagt: Die Mittagspause erfolgt im Stehen, Hamburger links, Handy rechts in der Hand. Die gemeinsame Mahlzeit findet nur noch an Feiertagen statt, ansonsten »mampft« jeder für sich allein, oft in Hast oder vor dem Fernseher. Die Lust am Essen bleibt für viele auf der Strecke.

Vielleicht sollten wir uns hin und wieder unsere europäischen Nachbarn zum Vorbild nehmen. In Frankreich und Italien »zelebriert« man Mahlzeiten heute noch. Egal, ob noble oder einfache Küche: Ein Mittagessen mit einem kleinen Plausch und ein bisschen mehr Zeit als üblich verschafft eine enorme Befriedigung, auch wenn die Kalorien knapp bemessen sind.

Warum Abnehmen so schwierig ist

Normalerweise hält unser Körper sein Gewicht in sehr engen Grenzen. Durch Anpassung von Hungergefühl und Stoffwechsel sollen allzu große Gewichtsschwankungen verhindert werden, um eine optimale Lebensfähigkeit zu gewährleisten.

Auch wenn wir vorübergehend mal mehr oder mal weniger essen, z. B. nach Diäten oder Völlerei im Urlaub, erreichen wir meist rasch wieder unser Ausgangsgewicht. Denn unser Körper ist bestrebt, den »Ausnahmezustand« wettzumachen. Sicher kennen auch Sie die Erfahrung, dass der Appetit nach einer längeren Grippe besonders gut ist oder dass Sie sich noch Tage nach einem üppigen Familienfest übersättigt fühlen und keinen richtigen Hunger verspüren.

Der Körper wehrt sich – unabhängig von seinem Gewicht – gegen einen Gewichtsverlust. Das ist ein Erbe unserer Vorgeschichte: ein zu niedriges Körpergewicht bei ungewisser Versorgung gefährdete früher die Existenz und die Fortpflanzung. Letztlich haben nur diejenigen überlebt, die einen Gewichtsverlust vermeiden oder rasch wieder ausgleichen konnten. Der menschliche Körper besitzt daher sehr wirksame Anpassungsmechanismen, um das Gewicht stabil zu halten.

WISSEN

So verteidigt unser Körper sein Gewicht

- Anpassung von Hungergefühl und Stoffwechsel.
- Beim Fasten kann er den Stoffwechsel drosseln.
- Beim Überessen kann er seinen Energieverbrauch geringfügig steigern, z. B. durch erhöhte Wärmebildung und -abgabe.

Echtes Abnehmen braucht seine Zeit. Stabile Gewichtsveränderungen lassen sich nicht von heute auf morgen erreichen. Es dauert recht lange, oft Jahre, bis sich ein neues Gleichgewicht auf einem niedrigeren Niveau einstellt. Daraus erklärt sich auch der Unsinn von Kurzzeit-Diäten, weil man zwar rasch einige Pfunde verliert, diese aber meist nach wenigen Wochen wieder »drauf« hat.

Wie funktioniert die Regulation des Gewichts?

Wie die Regulation des Körpergewichts im Einzelnen abläuft, ist bis heute nur unzureichend bekannt. Eine zentrale Rolle spielt möglicherweise das Fettzellhormon Leptin (siehe S. 35), das Größe und Füllungszustand der Fettdepots an die Hunger- und Sättigungszentren im Gehirn meldet. Man vermutet, dass Störungen dieses Regelkreises Übergewicht verursachen können. Die Rolle von Leptin wird weiterhin intensiv erforscht, um daraus vielleicht doch noch neue Behandlungsmöglichkeiten für Übergewichtige entwickeln zu können.

Nur bei sehr wenigen Menschen wurde bisher ein Leptinmangel gefunden. Sie waren bereits als Kleinkinder extrem übergewichtig, weil sie ein nahezu unstillbares Hungergefühl entwickelten. Die Behandlung mit Leptin führte rasch zu einer Drosselung des Appetits und zur Gewichtabnahme.

CHECKLISTE

Persönlicher Test: Warum habe ich Probleme mit meinem Gewicht?

Welche Gründe treffen auf Sie zu? Wenn Sie sich die folgenden Fragen ehrlich beantworten, erhalten Sie Ihr persönliches Ess-Profil mit den Punkten, die zu Ihren Gewichtsproblemen führen.

Erbliche Veranlagung	trifft zu
In meiner Familie gibt es kaum Übergewicht	☐
In meiner Familie gibt es Schlanke und Übergewichtige	☐
In meiner Familie gibt es viele Übergewichtige	☐

Geringer Energieverbrauch

Größe	bis 145 cm ☐	180–199 cm ☐	
	146–160 cm ☐	ab 200 cm ☐	
	161–179 cm ☐		

körperliche Aktivitäten von mindestens 30 min	
Weniger als 1 x pro Woche	☐
1–2 x pro Woche	☐
3–4 x pro Woche	☐
5 x und öfters pro Woche	☐
ich kann mich aus gesundheitlichen Gründen nicht viel bewegen	☐
ich bewege mich nicht gern	☐
ich bewege mich gern, habe aber keine Zeit	☐

	trifft zu
▮ ich bewege mich gerne kann mich aber nicht dazu aufraffen	
▮ ich würde mich gern bewegen, aber ich traue mich nicht	
Essverhalten	
▮ ich esse regelmäßig und bewusst	
▮ ich esse sehr unregelmäßig und das, was sich mir gerade bietet	
▮ ich esse nebenbei und weiß gar nicht, was ich genau esse	
▮ ich bin zu Hause ständig von Essbarem umgeben	
▮ ich bin oft zum Essen eingeladen	
▮ ich esse sehr fett	
▮ ich esse viele Snacks	
▮ ich esse große Portionen	
▮ ich trinke täglich mehr als 1 Glas Wein oder Bier (viel Alkohol)	
▮ ich esse meistens, bis ich satt bin	
▮ ich esse mich nie richtig satt	
▮ ich habe immer Hunger	
▮ ich kann nicht aufhören zu essen	
wenn ich unter Stress stehe,	
▮ esse ich etwas mehr	
▮ esse ich viel mehr	
▮ trinke ich mehr Alkohol	
▮ esse ich weniger	
wenn ich in Gesellschaft bin,	
▮ esse ich mehr	
▮ esse ich so wie sonst auch	
▮ esse ich weniger	
wenn ich leckere Speisen sehe,	
▮ dann muss ich meistens zugreifen, auch wenn ich satt bin	
▮ dann lasse ich mich manchmal verführen, wenn ich satt bin	
▮ dann lasse ich mich selten verführen, wenn ich satt bin	
ich höre auf zu essen,	
▮ wenn der Teller leer ist	
▮ wenn ich keinen Hunger mehr verspüre, auch wenn noch Speisen auf dem Teller verbleiben	
▮ mal so, mal so	
Sonstiges	
▮ ich habe während der letzten Jahre mit dem Rauchen aufgehört	
▮ ich habe nach einer Schwangerschaft deutlich zugenommen	
▮ ich nehme Medikamente, die eine Gewichtszunahme begünstigen (S. 42)	

Gewicht wiegen und bewerten

Wenn wir auf eine normale Waage steigen, dann zeigt sie nicht unser Körperfett, sondern unser Gesamtgewicht an. Dieses setzt sich aus Fettgewebe, Muskulatur, Knochen und Organen zusammen.

Wenn wir Gewicht zunehmen, wächst in erster Linie das Fettgewebe, aber auch unsere Muskulatur wird etwas kräftiger (im Verhältnis 3:1). Umgekehrt verringert sich bei Gewichtsabnahme wieder vor allem die Fettmasse, aber auch unsere Muskulatur schrumpft ein wenig (im Verhältnis 2:1 bis 3:1).

Beispiel: Bei einer Gewichtszunahme von 12 kg entstehen ca. 9 kg Fettgewebe und ca. 3 kg Muskeln. Bei einer Gewichtsabnahme von 12 kg verliert man ca. 8–9 kg Fettgewebe und ca. 3 bis 4 kg Muskeln.

WISSEN

So baut sich unser Gesamtgewicht auf

Unser Körper besteht bei Normalgewicht aus:

- 10–25 % Fettgewebe,
- 75–90 % fettfreiem Gewebe, davon
  - überwiegend (80–90 %) Muskulatur,
  - kleiner Teil (10–20 %) Knochen und Organgewebe.
- Bei schlanken Frauen ist der Fettanteil höher (15–25 %) als bei schlanken Männern (10–20 %), da Frauen mehr Fett an Brust, Gesäß, Oberschenkeln und im Unterhautgewebe haben als Männer.

BMI – das Maß für Ihr Körpergewicht

Da sich ein Plus oder Minus an Körperfett stets im Gewicht widerspiegelt, gibt das Körpergewicht natürlich auch eine relativ zuverlässige Auskunft über die Körperfettmasse. Weil die Menschen unterschiedlich groß sind, muss allerdings die Körpergröße mit berücksichtigt werden. Deshalb wird heute der BMI bevorzugt, dem Gewicht und Größe zugrunde liegen:

So finden Sie Ihren BMI heraus

Am bequemsten lesen Sie Ihren BMI einfach in der Abbildung auf Seite 54 ab. Sie müssen nur Ihre Größe und Ihr

Gewicht genau kennen (bitte nicht schätzen). Dann finden Sie in der unteren Tabelle Ihre Gewichtsklasse.

WICHTIG

BMI – wichtigstes Maß für Übergewicht

Der BMI (Body-Mass-Index = Körpermasseindex) gilt heute als bestes Maß für die Beurteilung des Körpergewichts.

PRAXISTIPP

So berechnen Sie Ihren BMI

$$\text{BMI} = \frac{\text{Körpergewicht in Kilogramm}}{(\text{Körpergröße in Meter})^2}$$

Beispiel: Gewicht 78 kg, Größe 1,66 m

$$\text{BMI} = \frac{78\text{ kg}}{(1{,}66\text{ m})^2} = \frac{78\text{ kg}}{1{,}66 \times 1{,}66} = 28{,}3$$

Andere Methoden

Maßband und Waage sind normalerweise völlig ausreichend, um Ihr Körpergewicht festzulegen. Daneben gibt es noch verschiedene, mehr oder weniger aufwändige Methoden, um die Körperfettmasse zu bestimmen. Dies ist jedoch nur in Ausnahmefällen sinnvoll, z. B. bei Bodybuildern oder bei bestimmten Erkrankungen. Das gängigste Verfahren ist die Bioimpedanzanalyse, auf deren Prinzip die »Fettwaage« beruht.

Bioimpedanzanalyse (BIA). Bei Stromdurchfluss werden in verschiedenen Körpergeweben (z. B. Fett, Muskulatur, Knochen) unterschiedliche Widerstände aufgebaut. Mittels Hautelektroden (barfuss auf die Waage steigen) wird der Körper einem schwachen Wechselstrom (meist 50 kHz, 800 µA) ausgesetzt.

- Aus den Widerstandsmessungen lässt sich dann annäherungsweise das Körperfett errechnen (mithilfe von Formeln)

Welche Gewichtsklasse haben Sie?

Gewichtsklasse	BMI
Untergewicht	< 18,5
Normalgewicht	18,5–24,9
Übergewicht	≥ 25
▪ leicht bis mäßig	25–29,9
▪ starkes Übergewicht (Adipositas I)	30–34,9
▪ sehr starkes Übergewicht (Adipositas II)	35–39,9
▪ extremes Übergewicht (Adipositas III)	≥ 40

Gewicht in kg	Größe in Meter 1,50	1,52	1,54	1,56	1,58	1,60	1,62	1,64	1,66	1,68	1,70	1,72	1,74	1,76	1,78	1,80	1,82	1,84	1,86	1,88	1,90	1,92	1,94	1,96	1,98	2,00
160	71	69	68	66	64	63	61	60	58	57	55	54	53	52	51	49	48	47	46	45	44	43	43	42	41	40
158	70	68	67	65	63	62	60	59	57	56	55	53	52	51	50	49	48	47	46	45	44	43	42	41	40	40
156	69	68	66	64	62	61	60	58	57	55	54	53	52	50	49	48	47	46	45	44	43	42	42	41	40	39
154	68	67	65	63	62	60	59	57	56	55	53	52	51	50	49	48	47	45	45	44	43	42	41	40	39	39
152	68	66	64	63	61	59	58	57	55	54	53	51	50	49	48	47	46	45	44	43	42	41	40	40	39	38
150	67	65	63	62	60	59	57	56	54	53	52	51	50	48	47	46	45	44	43	43	42	41	40	39	38	38
148	66	64	63	61	59	58	57	55	54	53	51	50	49	48	47	46	45	44	43	42	41	40	39	39	38	37
146	65	63	62	60	58	57	56	54	53	52	51	49	48	47	46	45	44	43	42	41	40	40	39	38	37	37
144	64	62	61	59	58	56	55	54	52	51	50	49	48	47	45	44	44	43	42	41	40	39	38	38	37	36
142	63	62	60	58	57	56	54	53	52	50	49	48	47	46	45	44	43	42	41	40	39	39	38	37	36	36
140	62	61	59	58	56	55	53	52	51	50	48	47	46	45	44	43	42	41	41	40	39	38	37	37	36	35
138	61	60	58	57	55	54	53	51	50	49	48	47	46	45	44	43	42	41	40	39	38	37	37	36	35	35
136	60	59	57	56	54	53	52	51	49	48	47	46	45	44	43	42	41	40	39	39	38	37	36	35	35	34
134	60	58	57	55	54	52	51	50	49	48	46	45	44	43	42	41	41	40	39	38	37	36	36	35	34	34
132	59	57	56	54	53	52	50	49	48	47	46	45	44	43	42	41	40	39	38	37	37	36	35	34	34	33
130	58	56	55	54	52	51	50	48	47	46	45	44	43	42	41	40	39	38	38	37	36	35	35	34	33	33
128	57	55	54	53	51	50	49	48	46	45	44	43	42	41	40	40	39	38	37	36	36	35	34	33	33	32
126	56	55	53	52	50	49	48	47	46	45	44	43	42	41	40	39	38	37	36	36	35	34	34	33	32	32
124	55	54	52	51	50	48	47	46	45	44	43	42	41	40	39	38	38	37	36	35	34	34	33	32	32	31
122	54	53	53	50	49	48	47	45	44	43	42	41	40	39	39	38	37	36	35	35	34	33	33	32	31	31
120	53	52	51	49	48	47	46	45	44	43	42	41	40	39	38	37	36	35	35	34	33	33	32	31	31	30
118	52	51	50	49	47	46	45	44	43	42	41	40	39	38	37	36	36	35	34	33	33	32	31	31	30	30
116	52	50	49	48	46	45	44	43	42	41	40	39	38	37	37	36	35	34	34	33	32	31	31	30	30	29
114	51	49	48	47	46	45	44	42	41	40	40	39	38	37	36	35	34	34	33	32	32	31	30	30	29	29
112	50	49	47	46	45	44	43	42	41	40	39	38	37	36	35	35	34	33	32	32	31	30	30	29	29	28
110	49	48	46	45	44	43	42	41	40	39	38	37	36	36	35	34	33	33	32	31	30	30	29	29	28	28
108	48	47	46	44	43	42	41	40	39	38	37	37	36	35	34	33	33	32	31	31	30	29	29	28	28	27
106	47	46	45	44	42	41	40	39	38	38	37	36	35	34	33	33	32	31	31	30	29	29	28	28	27	27
104	46	45	44	43	42	41	40	39	38	37	36	35	34	34	33	32	31	31	30	29	29	28	28	27	27	26
102	45	44	43	42	41	40	39	38	37	36	35	34	34	33	32	31	31	30	29	29	28	28	27	27	26	26
100	44	43	42	41	40	39	38	37	36	35	35	34	33	32	32	31	30	30	29	28	28	27	27	26	26	25
98	44	42	41	40	39	38	37	36	36	35	34	33	33	32	31	30	30	29	28	28	27	27	26	26	25	25
96	43	42	40	39	38	37	37	36	35	34	33	32	32	31	30	30	29	28	28	27	27	26	26	25	24	24
94	42	41	40	39	38	37	36	35	34	33	33	32	31	30	30	29	28	28	27	27	26	25	25	24	24	24
92	41	40	39	38	37	36	35	34	33	33	32	31	30	30	29	28	28	27	27	26	25	25	24	24	23	23
90	40	39	38	37	36	35	34	33	33	32	31	30	30	29	28	28	27	27	26	25	25	24	24	23	23	23
88	39	38	37	36	35	34	34	33	32	31	30	30	29	28	28	27	27	26	25	25	24	24	23	23	22	22
86	38	37	36	35	34	34	33	32	31	30	30	29	28	28	27	27	26	25	25	24	24	23	23	22	22	22
84	37	36	35	35	34	33	32	31	30	30	29	28	28	27	27	26	25	25	24	24	23	23	22	22	21	21
82	36	35	35	34	33	32	31	30	30	29	28	28	27	26	26	25	25	24	24	23	23	22	22	21	21	21
80	36	35	34	33	32	31	30	30	29	28	28	27	26	26	25	25	24	24	23	23	22	22	21	21	20	20
78	35	34	33	32	31	30	30	29	28	28	27	26	26	25	25	24	24	23	23	22	22	21	21	20	20	20
76	34	33	32	31	30	30	29	28	28	27	26	26	25	25	24	23	23	22	22	22	21	21	20	20	19	19
74	33	32	31	30	30	29	28	28	27	26	26	25	24	24	23	23	22	22	21	21	20	20	20	19	19	19
72	32	31	30	30	29	28	27	27	26	26	25	24	24	23	23	22	22	21	21	20	20	20	19	19	18	18
70	31	30	30	29	28	27	27	26	25	25	24	24	23	23	22	22	21	21	20	20	19	19	19	18	18	18
68	30	29	29	28	27	27	26	25	25	24	24	23	22	22	21	21	21	20	20	19	19	18	18	18	17	17
66	29	29	28	27	26	26	25	25	24	23	23	22	22	21	21	20	20	19	19	19	18	18	18	17	17	17
64	28	28	27	26	26	25	24	24	23	23	22	22	21	21	20	20	19	19	18	18	18	17	17	17	16	16
62	28	27	26	25	25	24	24	23	22	22	21	21	20	20	20	19	19	18	18	18	17	17	16	16	16	16
60	27	26	25	25	24	23	23	22	22	21	21	20	20	19	19	19	18	18	17	17	17	16	16	16	15	15
58	26	25	24	24	23	23	22	22	21	21	20	20	19	19	18	18	18	17	17	16	16	16	15	15	15	15
56	25	24	24	23	22	22	21	21	20	20	19	19	18	18	18	17	17	17	16	16	16	15	15	15	14	14
54	24	23	23	22	22	21	21	20	20	19	19	18	18	17	17	17	16	16	16	15	15	15	14	14	14	14
52	23	23	22	21	21	20	20	19	19	18	18	18	17	17	16	16	16	15	15	15	14	14	14	14	13	13
50	22	22	21	21	20	20	19	19	18	18	17	17	17	16	16	15	15	15	14	14	14	14	13	13	13	13

- ≥ 40 extremes Übergewicht
- 35–39,9 sehr starkes Übergewicht
- 30–34,9 starkes Übergewicht
- 25–29,9 leichtes bis mäßiges Übergewicht
- 18,5–24,9 Normalgewicht
- < 18,5 Untergewicht

▲ Markieren Sie Ihr Gewicht und Ihre Körpergröße. Am Kreuz beider Spalten liegt Ihr BMI.

- Das Verfahren ist ohne Nebenwirkungen, die verwendeten Stromstärken sind gesundheitlich unbedenklich und nicht spürbar. Vorsicht ist nur geboten, wenn Sie einen Herzschrittmacher haben.
- Schwankungen im Wasserhaushalt können den Wert verfälschen, z. B. Krankheiten mit Wassereinlagerung oder große Trinkmengen.
- Es handelt sich nur um ein indirektes Messprinzip, deshalb darf die Genauigkeit nicht überschätzt werden.

Fettverteilung: Apfel- oder Birnentyp?

Fett ist nicht gleich Fett. Ob Ihre Gesundheit bedroht ist oder nicht, hängt nicht nur von der Menge, sondern auch von der Verteilung Ihrer überschüssigen Pfunde ab. Wenn Sie zu einem Bäuchlein neigen, dann ist das weitaus gefährlicher, als wenn Sie vorwiegend an Po und Oberschenkeln zunehmen. Denn die bauch- oder stammbetonte Fettverteilung = »Apfelform« führt viel häufiger zu Diabetes, Bluthochdruck, Fettstoffwechselstörungen oder Arteriosklerose als die hüftbetonte »Birnenform« (siehe Abb. S. 65).

Männer mit Übergewicht sind meist stärker gefährdet als Frauen, denn Männer neigen wesentlich häufiger zu

WISSEN

Frauen mit »polyzystischen Ovarien (PCO-Syndrom)«

- Etliche Frauen, die zu Bauchfett neigen, haben zu viele männliche Geschlechtshormone (Androgene) und auch Zysten in den Eierstöcken – in der Medizinersprache nennt man das »polyzystische Ovarien«.
- Ihre Körperproportionen wirken eher männlich, es kommt häufig zu verstärktem Haarwuchs (z. B. an Kinn, Oberlippe, unterhalb des Nabels oder an den Innenseiten der Oberschenkel).
- Die Periodenblutung ist oft unregelmäßig oder bleibt ganz aus.
- Sie haben auch ein erhöhtes Risiko, ein metabolisches Syndrom und eine Arteriosklerose zu entwickeln.
- An erster Stelle der Behandlung steht die Gewichtsabnahme, dadurch geht sogar die Produktion der männlichen Hormone zurück.
- Besonders Erfolg versprechend ist auch das Medikament Metformin, das die Stoffwechselstörungen günstig beeinflusst bzw. normalisiert.

stammbetontes Fettverteilungsmuster (»Apfeltyp«)

unspezifisches Fettverteilungsmuster

hüftbetontes Fettverteilungsmuster (»Birnentyp«)

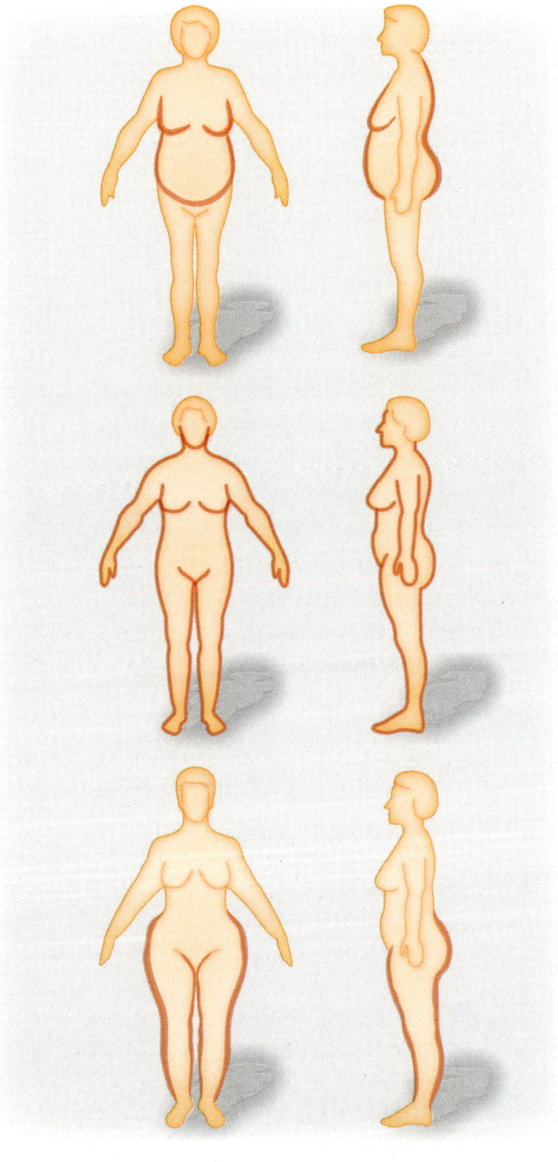

▲ Fettverteilungsmuster.

einer stammbetonten Fettverteilung, Frauen nur in etwa 20 %. Trotz dieser Tatsache achten Männer weniger auf ihr Übergewicht und gehen deshalb seltener zum Arzt als Frauen.

Fettverteilungsmuster und Gesundheitsrisiko. Besonders wichtig ist das Fettverteilungsmuster, wenn Sie nur leichtes bis mäßiges Übergewicht haben = BMI 25 bis 29,9. Je stärker Ihr Übergewicht ist, desto geringer wird die Bedeutung der Fettverteilung.

Leichtes bis mäßiges Übergewicht (BMI 25–29,9):

- Ist beim Birnentyp medizinisch meist unbedenklich. Daher besteht meist keine dringende Notwendigkeit abzunehmen.
- Kann beim Apfeltyp schon früh zu Gesundheitsstörungen führen, sodass eine Gewichtsabnahme dringend zu empfehlen ist. Eine Fettvermehrung im Bauchraum (Bauchhöhlenfett) führt besonders häufig zum metabolischen Syndrom (siehe S. 22).

Warum fördert Bauchfett Stoffwechselstörungen? Fettzellen in der Bauchhöhle sind viel stoffwechselaktiver als ihre »Verwandten« im Hüft- und Oberschenkelbereich. Bauchfett ist auch stärker durchblutet und enthält mehr Nervenfasern. Bauch-Fettzellen können deshalb Fettsäuren (= Fettbausteine) viel rascher aus dem Blut aufnehmen und wieder freisetzen als andere Fettdepots. Durch diesen gesteigerten Umsatz kann der »Bauchspeck« viele Stoffwechselvorgänge stören.

Warum gibt es Apfel- und Birnentypen?

Ob Apfel- oder Birnen-Typ, größtenteils bestimmen dies unsere Gene und darauf haben wir leider keinen Einfluss. Aber unsere Lebensweise kann erheblich dazu beitragen, ob sich eine Anlage zur Stammfettsucht tatsächlich durchsetzt: Rauchen, hoher Alkoholkonsum, Bewegungsmangel und ständiger Stress fördern den Bauchspeck.

Mit dem Älterwerden kommt es bei der Frau zu einer langsamen Umverteilung

▼ Bestimmen Sie Ihren Taillenumfang mit einem Maßband.

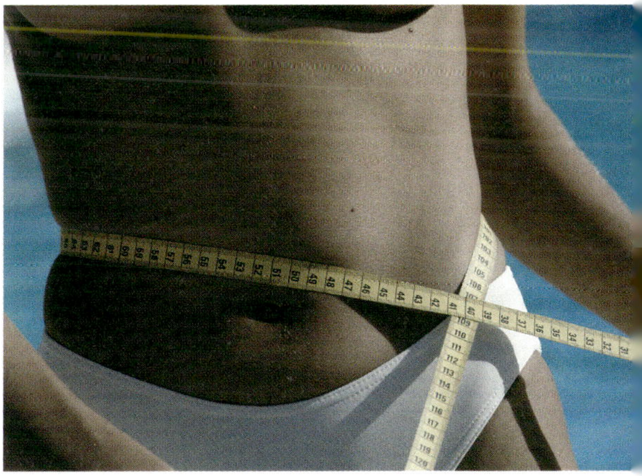

der Fettpolster in Richtung Bauch. In den Wechseljahren, wenn die Bildung der weiblichen Geschlechtshormone zurückgeht, ändert sich die Fettverteilung zugunsten des Bauchfettes. Zu viele männliche Geschlechtshormone bei der Frau fördern ebenfalls den Apfeltyp, z. B. beim PCO-Syndrom.

Was tun bei Neigung zum Apfel-Typ?

- Geben Sie unbedingt das Rauchen auf.
- Achten Sie auf regelmäßige körperliche Bewegung.
- Ernähren Sie sich richtig.
- Versuchen Sie Stress abzubauen.
- Nehmen Sie Gewicht ab (Übergewicht oder Normalgewicht im oberen Normbereich).
- Vermeiden Sie eine Gewichtszunahme.

WICHTIG

Ihre Daten

Hier können Sie nun alle Werte eintragen, die Sie im Laufe des Kapitels kennen gelernt haben. Berechnen Sie Ihren BMI oder lesen Sie ihn einfach aus der Abbildung auf S. 54 ab. So können Sie selbst feststellen, ob Sie Normalgewicht haben, an der Grenze liegen oder bereits der Gewichtsklasse »Übergewicht« angehören.

Mein Taillenumfang beträgt:

Gewicht: Alter:

Größe: BMI:

Gewichtsklasse:

Den Bauchumfang messen

Das Fettverteilungsmuster lässt sich bereits mit einem geübten Blick gut erkennen. Wer es genauer wissen will, misst den Bauchumfang mit einem normalen Maßband. Damit die Ergebnisse vergleichbar bleiben, sollten Sie Ihren Taillenumfang stets an derselben Stelle messen, nämlich in der Mitte zwischen Beckenkamm und unterster Rippe. Legen Sie das Maßband im Stehen um den Bauch und lesen Sie Ihren Bauchumfang ab. Am besten vor einem Spiegel, damit das Maßband möglichst horizontal liegt. Aber bitte nicht mogeln, indem Sie den Bauch »einziehen«. Das verfälscht nur Ihr Ergebnis und wiegt Sie in falscher Sicherheit.

Taillenumfang in cm – was ist normal, was ist zu hoch?

	Gesundheitsrisiko erhöht	Gesundheitsrisiko deutlich erhöht
Männer	≥ 94	≥ 102
Frauen	≥ 80	≥ 88

CHECKLISTE

Fragebogen: Testen Sie, wie stark Ihre Gesundheit bedroht ist

Übergewicht bedroht zweifellos die Gesundheit. Man kann das damit verbundene Risiko aber nicht isoliert sehen. Entscheidend für das Gesundheitsrisiko übergewichtiger Menschen ist das Vorliegen weiterer, möglicherweise vom Übergewicht abhängiger Risikofaktoren, wie z. B. Bluthochdruck, Diabetes oder Fettstoffwechselstörungen. Aus diesem Grund muss das Gesamtrisiko ermittelt werden. Der nachfolgende Fragenkatalog hilft Ihnen, Ihr Gesamtrisiko zu ermitteln. Davon hängt letztlich ab, wie dringlich eine Gewichtsabnahme ist. Diese ist aber langfristig immer von Vorteil.

Testen Sie Ihr gesundheitliches Risiko (im Hinblick auf Herz-Kreislauf-Erkrankungen): Kreuzen Sie jeweils an, welcher Wert auf Sie zutrifft und notieren Sie sich die entsprechende Punktzahl. Am Ende addieren Sie alle Punkte und lesen Ihr Ergebnis in der Bewertung ab.

LDL-Cholesterin (mg/dl) = »schlechtes« Cholesterin

< 100	0	
100–129	2	
130–159	4	
> 159	6	

HDL-Cholesterin (mg/dl) = »gutes« Cholesterin

Männer			Frauen		
< 35	4		< 45	4	
36–40	3		46–50	3	
41–47	2		51–57	2	
48–55	1		58–65	1	
> 55	0		> 65	0	

Triglyzeride (mg/dl)

< 100	0	
100–199	1	
≥ 200	2	

systolischer Blutdruck (mmHg) = oberer Wert

≥ 160	3	
140–159	2	
130–139	1	
< 130	0	

Diabetes (Zuckerkrankheit)

ja	4	
nein	0	

Zigarettenrauchen

ja	4	
früher	1	
nie	0	

BMI (kg/m²)

<18,5	1	
18,5–24,9	0	
25–29,9	1	
30–34,9	2	
35,0–39,9	3	
≥ 40	4	

Taillenumfang

Frauen	Männer		
< 80	< 94	0	
80–87	94 – 101	2	
≥ 88	≥ 102	4	

Sind in Ihrer Familie Herz-Kreislauf-Erkrankungen bekannt?

ja	2	
nein	0	

körperliche Bewegung

nie	6	
2–3-mal/Monat	5	
1-mal/Woche	3	
2–3-mal/Woche	1	
öfters	0	

Bewertung

0–3 Punkte: super

Ihr Ergebnis ist fantastisch, Sie haben optimale Voraussetzungen für eine hohe Gesundheit. Machen Sie weiter so!

4–9 Punkte: ideal

Gratulation, Sie haben ideale Voraussetzungen für Ihre Gesundheit. Aber bitte nicht nachlassen, bemühen Sie sich um eine gesunde Lebensweise mit viel Bewegung und einer gesunden Ernährung. Falls Sie allerdings rauchen, dann sollten Sie über eine Raucherentwöhnung ernsthaft nachdenken!

10–19 Punkte: niedriges Gesundheitsrisiko

Sie haben ein niedriges Risiko, dennoch können Sie Ihre Gesundheit optimieren. Überprüfen Sie Ihre Ernährung, Bewegung, Gewicht. Falls Sie rauchen, dann sollten Sie über eine Raucherentwöhnung ernsthaft nachdenken!

20–34 Punkte: erhöhtes Gesundheitsrisiko

Sie haben ein erhöhtes Risiko. Ihre Gesundheit ist ernsthaft bedroht, deshalb sollten Sie unbedingt Ihren Lebensstil verbessern. Überprüfen Sie Ihre Ernährung, Bewegung, Gewicht. Falls Sie rauchen, dann sollten Sie über eine Raucherentwöhnung ernsthaft nachdenken! Sprechen Sie mit Ihrem Hausarzt, er kann Sie beraten und zusätzlich wirksame Medikamente verschreiben, um das Risiko zu senken.

35–40 Punkte : sehr hohes Gesundheitsrisiko

Sie sind in der höchsten Risikokategorie gelandet. Aber bitte lassen Sie den Mut nicht sinken, sondern ändern Sie umgehend Ihre Lebensweise. Überprüfen Sie Ihre Ernährung, Bewegung, Gewicht. Falls Sie rauchen, dann sollten Sie über eine Raucherentwöhnung ernsthaft nachdenken! Sprechen Sie mit Ihrem Hausarzt, er kann Sie beraten und zusätzlich wirksame Medikamente verschreiben, um das Risiko zu senken.

Wann ist Abnehmen erforderlich?

Eine Gewichtsabnahme ist umso dringlicher,

- je jünger Sie sind,
- je mehr Übergewicht Sie mit sich herumtragen und
- je stärker dadurch Ihre Gesundheit bedroht ist.

Wann sollten Sie abnehmen?

- Grundsätzlich, wenn Sie mit Ihrem Aussehen nicht mehr zufrieden sind, weil Sie tatsächlich zu viel wiegen.
- Ab BMI 30.
- Ab BMI 25 mit Apfeltyp und wenn gesundheitliche Probleme (gewichtsbedingt) bestehen.

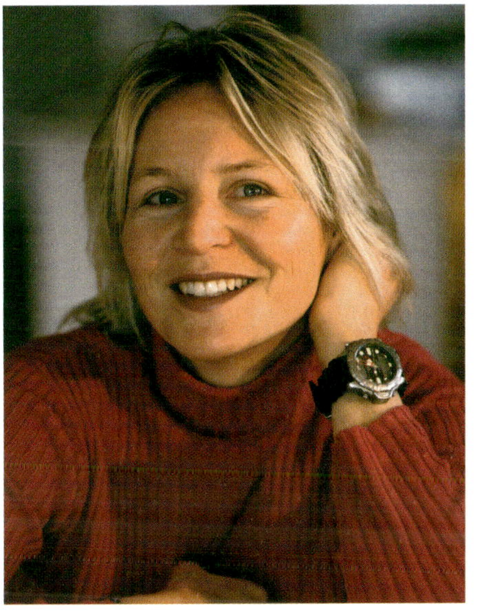

▲ Der Wunsch nach gutem Aussehen ist für viele Frauen ein Grund, um abzunehmen.

Der Blick in den Spiegel oder auf die Waage reicht beileibe nicht immer aus. Gesundheitliche Probleme, Alter und Ausmaß des Übergewichts müssen berücksichtigt werden. Es macht natürlich einen gewaltigen Unterschied, ob Sie lediglich 5–10 kg zu viel haben oder ein Körpergewicht über 100 kg aufweisen. Eine sorgfältige Planung ist in jedem Fall sinnvoll.

Lohnt sich eine Gewichtsabnahme?

Praktisch alle übergewichtsbedingten Krankheiten und Störungen bessern sich oder verschwinden ganz. Wenn auch die meisten Stoffwechselstörungen zunächst wenig oder keine Beschwerden verursachen, ist die Besserung der Gelenk- und Rückenbeschwerden meist sehr beeindruckend. Außerdem steigt Ihre Beweglichkeit, körperliche Aktivität fällt Ihnen zunehmend leichter und Sie entwickeln ein positiveres Körpergefühl.

Richtiges Abnehmen fördert Ihre Gesundheit:

- Blutdruck und Harnsäure sinken,
- Blutzucker- und Blutfettwerte bessern sich,
- Herz, Gelenke und Wirbelsäule werden entlastet, die Lunge besser durchlüftet,
- das Krebs- und Unfallrisiko sinkt, Operationen werden leichter überstanden.

Auch Ihr seelisches Wohlbefinden profitiert von den verlorenen Pfunden: Man ist optimistischer und sieht den Alltag positiver. Man freut sich über Komplimente und Anerkennung seiner Umgebung und ist glücklich, wieder flottere Kleidung tragen zu können.

PRAXISTIPP

Fragen Sie sich

- Warum will ich abnehmen (besseres Aussehen, Gesundheit, Erfolg, Partnerwunsch)?
- Wie viel will/soll ich abnehmen (1–3 kg, 5–10 kg oder mehr)?
- Wie schnell soll ich abnehmen?
- Wie sieht mein Abnehmprogramm aus?
- Wie halte ich danach mein Gewicht?

Halten Sie Ihre Antworten schriftlich fest und werfen Sie alle 2 Wochen einen Blick darauf, um sich an Ihre Ziele zu erinnern.

Der BMI gilt als Richtschnur

Die wenigsten Übergewichtigen haben eine klare Vorstellung davon, welches Behandlungsziel für sie sinnvoll und machbar ist. Die meisten wollen möglichst rasch möglichst viel abnehmen und haben die Idealvorstellung vom schlanken, attraktiven Model im Kopf. Ein solches Ziel ist illusorisch.

PRAXISTIPP

Behandlungsziel

- Sie sollten Ihr Körpergewicht dauerhaft verringern.
- Oft genügt bereits eine Abnahme von 5–6 Kilo.
- Je höher Ihr Ausgangsgewicht ist, desto größer sollte der Gewichtsverlust sein, desto unwahrscheinlicher wird es aber auch, dass Sie Ihr Gewicht vollständig normalisieren.

Derart übersteigerte Erwartungen werden – leider – durch Werbung für Diätprodukte und Abnehmmethoden kräftig gefördert. Vor allem unseriöse Anbieter überbieten sich darin, den Übergewichtigen das Blaue vom Himmel zu versprechen, und wecken damit völlig falsche Hoffnungen.

Auf den nächsten Seiten erfahren Sie, welches Behandlungsziel und welche Planung für Sie empfehlenswert sind.

Ab BMI 40: höchste Alarmstufe

Ihr Übergewicht ist extrem. Es besteht höchste Alarmstufe, da Ihre Gesundheit stark gefährdet ist. Sie sollten unbedingt Gewicht abnehmen.

PRAXISTIPP

- Setzen Sie sich ein erreichbares Behandlungsziel! Zweck des Abnehmens ist es nicht, Normalgewicht zu erreichen!
- Zunächst sollten Sie etwa 10–15 Kilo abnehmen. Dann versuchen Sie erst einmal dieses Etappenziel zu halten.
- Nach einigen Wochen bis Monaten können Sie ein weiteres Etappenziel von 10 Kilo weniger angehen.

Als Einstieg ins Basisprogramm kommt für Sie jede Ernährungsform (siehe S. 74 ff) infrage. Diese sollte mit Bewegungsprogramm und einem Verhaltenstraining kombiniert werden. Um Ihre gesundheitliche Gefährdung möglichst gering zu halten, sollte die Behandlung von einem erfahrenen Arzt, am besten einem Adipositas-Spezialisten, überwacht werden. Zur Unterstützung des Basisprogramms können auch gewichtssenkende Medikamente gegeben werden.

Wenn Sie damit in einem Zeitraum von 6–12 Monaten nicht ausreichend abnehmen konnten, kann man auch eine operative Behandlung in Betracht ziehen. Dies gilt besonders, wenn übergewichtsbedingte Erkrankungen vorliegen. Informieren Sie sich dazu bei einem Übergewichtsspezialisten (s. a. S. 145–152).

Ab BMI 30: unbedingt abnehmen

Bei einem BMI über 30 sollten Sie auch in jedem Fall Gewicht abnehmen. Denn ausgeprägtes Übergewicht bedroht auf Dauer Ihre Gesundheit und kann auch Ihre Lebenserwartung verkürzen. Bis ernstere Gesundheitsprobleme auftreten, ist dann oft nur eine Frage der Zeit.

Empfehlenswert ist für Sie zunächst das Basisprogramm (fettarme Mischkost mit mäßiger Kalorienbegrenzung und mehr körperliche Bewegung). Bei schwer wiegenden Gesundheitsproblemen oder wenn Sie einen schnelleren Anfangserfolg sehen wollen, kommt auch eine Formuladiät (s. S. 133–137) infrage. Diese muss aber immer in ein sinnvolles Programm eingebettet sein mit anschließender Beibehaltung einer fettarmen und kalorienangepassten Ernährung. Um eine gesundheitliche Gefährdung möglichst gering zu halten, sollte eine Formuladiät immer von einem erfahrenen Arzt angeordnet und überwacht werden.

Ab einem BMI von 30 kommen auch gewichtssenkende Medikamente in Betracht, aber erst dann, wenn Sie das Behandlungsziel nicht durch Ernährungsumstellung und mehr Bewegung erreichen. Medikamente können diese Maßnahmen wirksam unterstützen, aber nicht ersetzen.

PRAXISTIPP

- Setzen Sie sich ein erreichbares Behandlungsziel von etwa 5–10 Kilo Gewichtsabnahme.
- Versuchen Sie dann erst einmal dieses Etappenziel zu halten.
- Ist eine weitere Gewichtsabnahme erwünscht, z. B. aus gesundheitlichen Gründen oder bei hohen BMI-Werten, dann können Sie nach einigen Wochen bis Monaten eine weitere Gewichtsabnahme von 5–10 kg anstreben.

BMI 25–29: eventuell abnehmen

Mit einem BMI von 25–29 haben Sie nur leichtes bis mäßiges Übergewicht. Für Sie stellt sich die Frage, ob – neben dem kosmetischen Aspekt – triftige Gründe für eine Gewichtsabnahme (von 5–10 kg) sprechen:

- Sie sind ein »Apfeltyp« und haben damit eine ausgeprägte Vermehrung Ihres Bauchfetts (Taillenumfang über 80 cm bei Frauen bzw. über 94 cm bei Männern). Da der Apfeltyp ein erhöhtes Gesundheitsrisiko bedeutet, ist auch bei BMI 25–29 eine Gewichtsabnahme zu empfehlen.
- Sie sind Jugendlicher oder im jüngeren Erwachsenenalter (bis etwa 45 Jahre). Wegen möglicher Langzeitfolgen sollten Sie zumindest eine mäßige Gewichtsreduktion anstreben (etwa 3–5 Kilo weniger).
- Sie haben bereits gewichtsabhängige Gesundheitsprobleme, wie z. B. erhöhte Blutzucker- oder Blutdruckwerte, Fettstoffwechselstörungen oder Herz-, Gelenk-, Rückenbeschwerden, dann raten wir Ihnen ebenfalls zum Abnehmen. Dadurch ist eine Besserung oder sogar Beseitigung der Beschwerden zu erwarten.
- Risiko für den Typ-2-Diabetes steigt schon bei geringem Übergewicht deutlich an. Wenn Sie erblich vorbelastet sind, dann sollten Sie auch bei leichtem bis mäßigem Übergewicht unbedingt gegensteuern und wenigstens einige Kilo abnehmen. Vermeiden Sie auf alle Fälle eine weitere Gewichtszunahme.
- Auch wenn durch das Gewicht ein starker seelischer Leidensdruck besteht, ist eine Gewichtsabnahme gerechtfertigt.

Bei wem alle diese Gründe nicht vorliegen, braucht sich um sein leichtes Übergewicht keine Sorgen zu machen. Allerdings sollte eine weitere Gewichtszunahme vermieden werden. Dies lässt sich mit richtiger Ernährung und ausreichend Bewegung gut bewerkstelligen.

BMI unter 25: kein Grund zum Abnehmen

Wenn Ihr BMI zwischen 18,5–24,9 liegt, dann gehören Sie zu den Glücklichen mit Normalgewicht. Sie sollten bei Ihrem Gewicht bleiben und versuchen, es zu halten. Ausreichend Bewegung und eine gesunde Ernährung helfen Ihnen, auch weiterhin schlank zu sein und Wohlstandserkrankungen vorzubeugen.

Wenn Sie im oberen Bereich des Normalgewichts (23–24,9) liegen, gewichtsabhängige Beschwerden haben oder zum metabolischen Syndrom neigen, dann können Sie ein wenig (ca. 3–5 Kilo) abnehmen. Eine Besserung oder ein Verschwinden der Beschwerden ist dann wahrscheinlich.

Allerdings fühlen sich manche Frauen schon mit Normalgewicht nicht mehr wohl, da unser Schlankheitsideal einen BMI von 16–18 zum Vorbild hat. Für drastische Maßnahmen, insbesondere für gefährliche Radikaldiäten oder Schlankheitspulver besteht aber überhaupt kein Anlass. Wir möchten dies noch einmal betonen, weil sich viele schlanke Frauen immer wieder kasteien, um auch das letzte sichtbare Gramm Fett wegzuhungern oder wegzutrimmen.

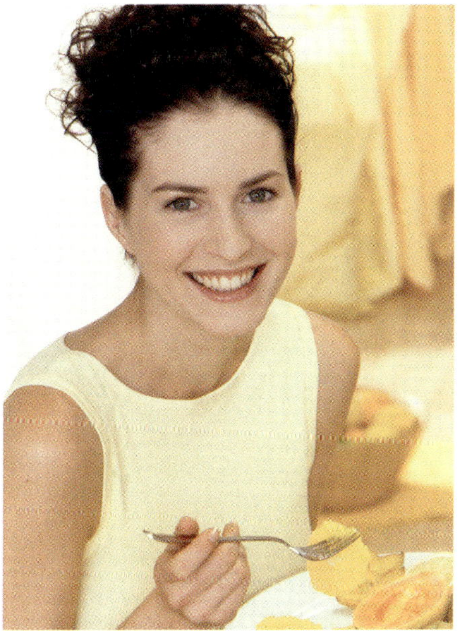

▲ Nehmen Sie sich nicht die falschen Vorbilder: Fotomodellen mit einem BMI unter 18,5 sollten Sie nicht nacheifern – Untergewicht ist nämlich ebenfalls gesundheitsschädlich.

Auswirkungen auf vorhandene Gesundheitsstörungen

Typ-2-Diabetes. Wenn Sie erhöhte Blutzuckerwerte haben, kann das Ziel eine bessere Blutzuckereinstellung sein. Sie stellen Ihre Ernährung auf eine fettarme Mischkost um, verringern Ihre Kalorienmenge und bewegen sich mehr. Meist verbessert sich die Stoffwechsellage schon nach einer Gewichtsabnahme von 3 bis 5 kg, manchmal normalisiert sie sich sogar vollständig. Wenn Sie dies geschafft haben, dann haben Sie Ihr Ziel erreicht und dürfen stolz sein, auch wenn Sie noch kein Normalgewicht haben.

Bluthochdruck. Wenn Ihr Blutdruck zu hoch ist, dann könnte das Ziel lauten: Senkung der Blutdruckwerte. Sie stellen Ihre Ernährung auf eine fettarme Mischkost um, verringern Ihre Kalorienmenge, essen salzärmer, trinken möglichst wenig Alkohol und bewegen sich mehr. Nach einigen Kilo weniger hat sich Ihr Blutdruck sicher gebessert oder vielleicht sogar normalisiert. Sie können damit zufrieden sein, auch wenn Sie noch nicht normalgewichtig sind.

Genauso positiv wirkt sich eine realistische Zielsetzung auch bei anderen Gesundheitsproblemen wie erhöhten Blutfetten bzw. Gelenk- oder Rückenschmerzen aus. Selbst bei stärker ausgeprägtem Übergewicht wirkt sich schon eine Verringerung um 5–10 Kilo sehr vorteilhaft auf die Gesundheit aus.

Auswirkung einer Gewichtsabnahme von 10 kg auf Gesundheitsstörungen (Durchschnittswerte)

bei Diabetes	Senkung des Nüchternblutzuckers	um 50 %
bei Hochdruck	Senkung des Blutdrucks	um 10 mmHg
bei erhöhtem Cholesterin	Senkung	um 15 %
bei erhöhten Triglyzeriden	Senkung	um 30 %
bei erniedrigtem HDL-Cholesterin	Anstieg	um 8 %

Wie viel sollten Sie abnehmen?

Prinzipiell gilt, dass Sie bei stärkerem Übergewicht mehr abnehmen sollten als bei geringerem. Wie viele Pfunde Sie verlieren sollten, hängt auch von Ihrem Alter ab – bei einem rüstigen 70-Jährigen ist man viel zurückhaltender als bei einem 35-Jährigen. Auch Ihre gesundheitliche Verfassung spielt eine Rolle: Solange übergewichtsbedingte Beschwerden vorhanden sind, ist man natürlich bestrebt, noch ein paar Kilo mehr abzunehmen.

Mit kleinen Schritten. Ist eine Gewichtsabnahme von über 10 Kilo erforderlich, sollten Sie das Behandlungsziel in kleinen Schritten angehen, z. B. in 5-kg-Schritten. Eine Therapie in kleinen Etappen ist in jedem Fall vernünftiger und aussichtsreicher als ein zu ehrgeiziger Sprung. Es ist auch psychologisch geschickter, sich kleine und erreichbare Ziele zu setzen. Gelingt der erste Schritt, dann ist man zu Recht stolz und glücklich, aber auch besser motiviert, den nächsten Schritt zu tun, um vielleicht weiter abzunehmen.

So viel sollten Sie mindestens abnehmen

Ihr BMI	angestrebte Gewichtsabnahme
25–29,9	3–5 kg (bis 10 kg)
30–39,9	5–10 kg (bis 15 kg)
ab 40	10–20 kg (und mehr)

Der untere Wert gilt etwa ab dem 50. Lebensjahr.

Wie schnell sollten Sie abnehmen?

20 kg in vier Wochen und anschließend Normalgewicht für immer – das wird zwar den Übergewichtigen immer wieder versprochen, ist aber schlicht und ergreifend ein Märchen. Und wenn Ihnen dann noch vorgerechnet wird, nach wie vielen Wochen sie ihr »Idealgewicht« erreicht haben! Wer solchen Sprüchen Glauben schenkt, wird mit Sicherheit scheitern. Unnötige Enttäuschungen dieser Art möchten wir Ihnen ersparen, stattdessen wollen wir Sie damit vertraut machen, was realistisch ist.

- Prinzipiell ist eine langsame und schonende Gewichtsabnahme empfehlenswert: 0,5–1 kg pro Woche über einen Zeitraum von 12 bis 24 Wochen.
- Schnelleres Abspecken belastet den Körper (mögliche Folgen z. B. Kreislaufstörungen und Unterversorgung mit wichtigen Nährstoffen wie Vitaminen und Spurenelementen).
- Rasche Gewichtsabnahme nur ausnahmsweise: z. B. bei schweren Gesundheitsproblemen.

Wie bei jeder anderen Behandlung gilt als oberstes Gebot, dass Sie durch die Therapie keinen Schaden erleiden und nicht unnötig gefährdet werden. Dieses Prinzip wird aber gerade von vielen Radikaldiäten grob missachtet. Die Methoden, die zu einer langsamen Gewichtsabnahme führen, sind am sichersten und nebenwirkungsärmsten.

Wie viel Kilokalorien am Tag sind erlaubt? Um langsam und schonend abzunehmen genügt meist eine Kalorienbeschränkung auf 1200 bis ca. 2000 kcal am Tag – je nach Alter und Ausgangsgewicht. Damit können Sie in den ersten vier Wochen durchschnittlich 2–4 kg abnehmen.

Abschwächungs-Effekt. Der Gewichtsverlust schwächt sich nach einiger Zeit ab, d.h. Sie verlieren dann – bei gleicher Kalorienmenge – weniger Pfunde als am Anfang. Wer von Ihnen Erfahrung mit Diäten hat, kennt diesen »Abschwächungs-Effekt« nur zu gut. Wir verlieren nämlich nicht nur Fett, sondern ebenso Muskelmasse, wodurch auch unser Grundumsatz zurückgeht. Hinzu kommt die bereits beschriebene »Stoffwechseldrosselung«, sodass unser Körper jetzt weniger Energie verbraucht und die Pfunde deutlich langsamer purzeln.

Drastische Kalorien-Begrenzung

Bei einer Beschränkung unter 1000 kcal täglich, ist der höchste Gewichtsverlust zu erwarten. Innerhalb eines Monats können Frauen 6–10 kg und Männer 8–12 kg abnehmen. Je jünger und schwerer Sie sind, desto größer ist Ihr Gewichtsverlust. Auch hier schwächt sich der Gewichtsverlust nach einiger Zeit ab.

Eine drastische Kalorienbegrenzung – unter 1000 kcal pro Tag – ist allerdings nicht ungefährlich und kann auf Dauer Ihre Gesundheit gefährden, möglich ist beispielsweise ein Eiweiß-, Vitamin- und Mineralstoffmangel. Deshalb sollte eine derartige Diät (z. B. Formuladiät) nur für wenige Wochen praktiziert und immer von einem erfahrenen Arzt verordnet und überwacht werden. Eine so drastische Kalorienreduzierung kommt erst ab einem BMI von 30 infrage und ist mit Sicherheit nicht für jeden geeignet.

PRAXISTIPP

Harnsäureanstieg bei rascher Gewichtsabnahme

- Wenn Sie sehr rasch Gewicht abnehmen (Kalorienzufuhr unter 1000 kcal am Tag, Formuladiäten oder nach operativer Magenverkleinerung), kann Ihr Harnsäurespiegel kräftig ansteigen.
- Ursache: verstärkter Zellabbau (Zellkernabfallprodukte) und schlechtere Harnsäureausscheidung (Stoffwechselveränderungen begünstigen saures Milieu)
- Vorbeugung: Sie sollten genug trinken (2–3 Liter am Tag)
- Wenn dies nicht ausreicht, kann auch das harnsäuresenkende Medikament Allopurinol gegeben werden.

Was ist sonst noch wichtig, um mit Erfolg abzunehmen?

Einer Ihrer wichtigsten Leitsätze zum Abnehmen sollte ab sofort sein: Ich bin für mich selbst verantwortlich! Schlüssel zum Erfolg ist, dass Sie selbst das Heft in die Hand nehmen: Wer glaubt, für sein Gewichtsproblem sei der Partner, der Arzt oder die Diätassistentin zuständig, hat schon verloren. Wer sich lieber auf Schlankheitsmittel oder -pulver verlässt und glaubt, er müsse selbst nichts dazu beitragen, wird ebenfalls nichts ausrichten. Nur wenn Sie erkennen und akzeptieren, dass Sie Tag für Tag selbst für das Abnehmen verantwortlich sind, werden Sie auch erfolgreich sein.

- Wer hoch motiviert ist, hat auch die besten Erfolgsaussichten.
- Nur wer langfristig plant, hat auch dauerhaften Erfolg.
- Haben Sie ganz viel Geduld!

Warum bereits Gewicht halten ein Erfolg sein kann. Die meisten Deutschen nehmen mit dem Älterwerden langsam aber sicher zu. Im Durchschnitt macht die Gewichtszunahme pro Jahr zwischen 0,3 und 0,5 kg aus – übrigens, meist während der Winterzeit. Wenn Sie über 20 Jahre Ihr Gewicht halten, haben Sie damit möglicherweise einen deutlichen Gewichtsanstieg verhindert und für Ihr Wohlbefinden und Ihre Gesundheit einiges erreicht. Wer bereits leicht übergewichtig ist, sollte ganz besonders bemüht sein, sein Gewicht nicht weiter ansteigen zu lassen.

Optimale Behandlung des Übergewichts

WICHTIG

Übergewicht ist ein lebenslanges Problem. Sie bekommen es nur dann in den Griff, wenn Sie langfristig Ihre Lebensweise ändern. Es hat keinen Zweck, sich für drei Wochen zu kasteien und dann wieder in alte Gewohnheiten zurückzufallen.

Die Behandlung des Übergewichts erfolgt am besten mit ärztlicher Hilfe. Ein Arzt kann Ihre Gesundheit richtig einschätzen, Ihnen helfen, die richtige Behandlung zu finden, und Ihnen sagen, wie weit die Maßnahmen zum Abnehmen gehen dürfen. Ohne Ihre aktive Mitarbeit ist aber die beste Beratung nichts wert und kann auch nicht gelingen. Sie müssen bereit sein, sich auf Dauer anders zu ernähren und sich mehr zu bewegen. »Stete Mühe schmilzt das Fett« – wer am Ball bleibt und sich konsequent kalorien- und fettarm ernährt, schafft es garantiert, sein Gewicht im Zaum zu halten.

Das sagt der Arzt

Ihr Arzt sollte Ihre gesamte berufliche und häusliche Situation (inkl. Essverhalten und körperlicher Aktivität) kennen, um Ihnen eine optimale Behandlung anbieten zu können. Für eine gezielte Ernährungsberatung braucht man auch Ihre persönlichen Ernährungsgewohnheiten.

Vor Beginn der Behandlung sollten Ihre individuellen Behandlungsziele festgelegt und abgesprochen werden, in welchen Abständen Sie sich wieder vorstellen sollen (je nach Therapie und Begleiterkrankungen zwischen 1–4 Wochen). Manchmal kann parallel zur ärztlichen Betreuung eine Teilnahme an Kursen von Krankenkassen sinnvoll sein: zur Einübung eines neues Essverhaltens und Erfahrungsaustausch mit Leidensgenossen. Auch in der Phase der Gewichtsstabilisierung sind regelmäßige Arztbesuche sehr wichtig (dann in größeren Abständen).

Führen Sie Protokoll

Sie sollten zu Hause eine Gewichtskurve führen (1–2-mal Wiegen pro Wo-

PRAXISTIPP

Lassen Sie sich vorher untersuchen

- Sprechen Sie vor dem Abnehmen mit Ihrem Hausarzt/Arzt.
- Seit wann besteht Ihr Gewichtsproblem, wie ist es dazu gekommen und was haben Sie bisher dagegen unternommen.
- Besteht eine Familienbelastung für Übergewicht, Diabetes, Bluthochdruck und Herzinfarkt?
- Haben Sie bereits übergewichtsbedingte Beschwerden oder Folgeerkrankungen?
- Körperliche Untersuchung, Blutdruckmessung, evtl. EKG.
- Blutuntersuchung mit Bestimmung von Blutzucker, Blutfetten, Harnsäure, Kreatinin, Kalium, kleinem Blutbild, TSH (Schilddrüsen-Wert) und evtl. anderer Parameter.

che). Zur Selbstkontrolle am besten auch Mahlzeiten und sportliche Aktivitäten protokollieren. Vergessen Sie niemals: entscheidend für den Behandlungserfolg sind neben der optimalen medizinischen Betreuung auch Ihre persönliche Bereitschaft, langfristig Ihre Lebensweise zu ändern.

Stufenplan der Gewichtsabnahme

Zur sinnvollen Behandlung des Übergewichts hat die Deutsche Adipositas-Gesellschaft kürzlich einen Stufenplan aufgestellt.

1. Basisprogramm (mit fettarmer und kalorienreduzierter Mischkost.)
2. Mahlzeitenersatz durch Formuladiät und Basisprogramm
3. Formuladiät und Basisprogramm
4. Medikamente mit Basisprogramm
5. Chirurgische Verfahren zur Gewichtsabnahme

Grundsätzlich sollten Sie es zunächst mit dem zuerst genannten Basisprogramm versuchen. Erst wenn Sie hier nach 3 bis 6 Monaten nicht ausreichend erfolgreich waren, können eine Formuladiät oder Medikamente erwogen werden. Unter einem BMI von 30 sollten Medikamente oder eine Formuladiät nur in Ausnahmefällen zum Einsatz kommen.

Wenn Sie extremes Übergewicht haben, also ab einem BMI von 40 (in Ausnahmefällen ab BMI 35), kann auch eine operative Magenverkleinerung in Betracht kommen. Aber erst, wenn ernsthafte Anläufe mit einem Basisprogramm bzw. mit Medikamenten oder einer Formuladiät erfolglos geblieben sind.

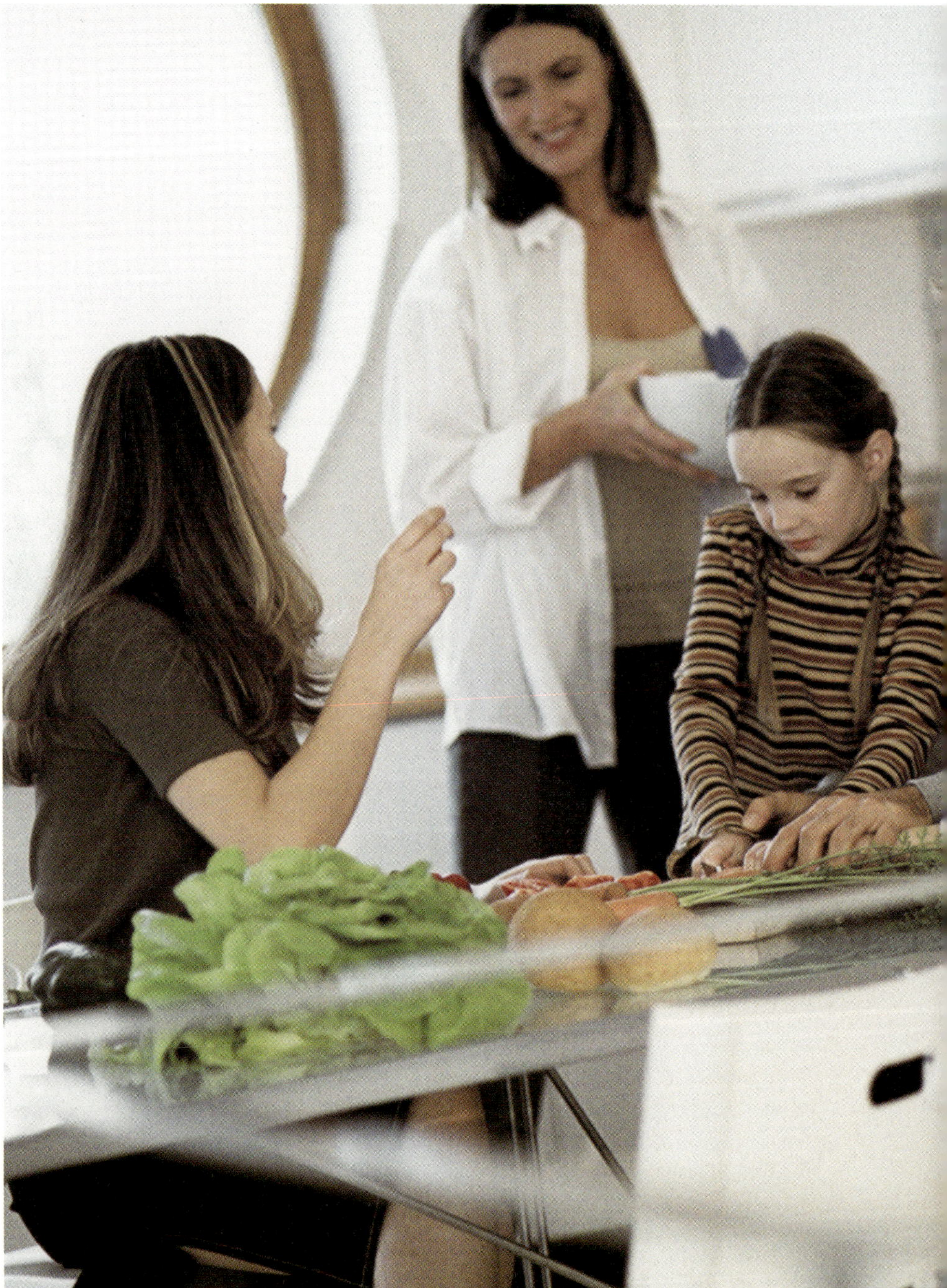

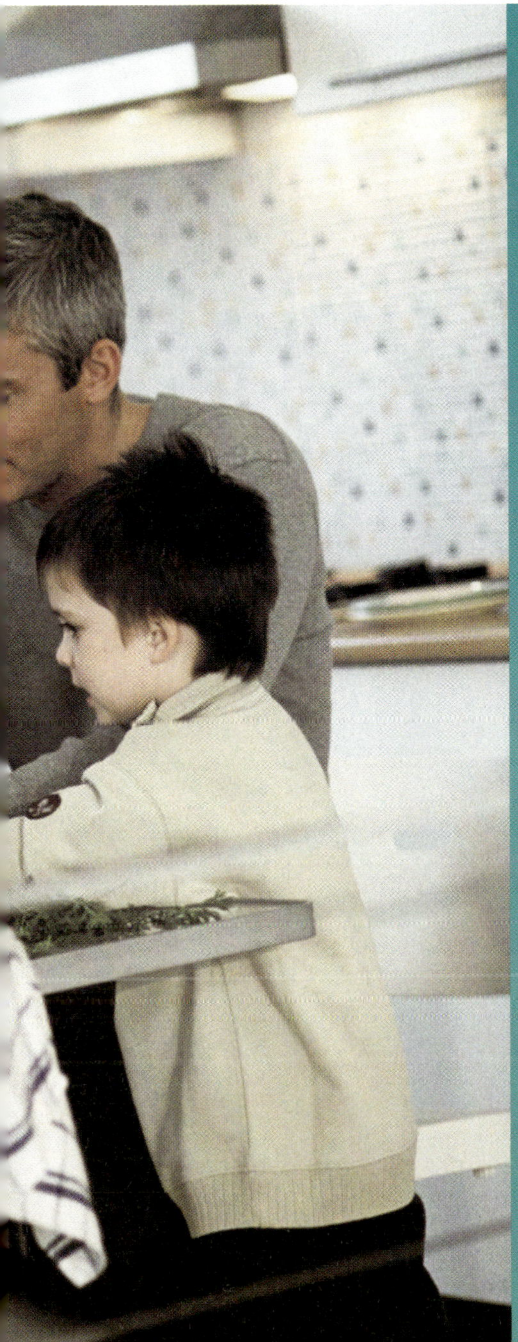

Ihr Basisprogramm zum Abnehmen

In diesem Kapitel geht es um die praktische Umsetzung Ihres Vorhabens. Wir machen Sie mit den drei Bausteinen des Basisprogramms vertraut: Wie Sie Ihre Ernährung umstellen, was Sie an Ihrem Essverhalten ändern sollten und wie Sie Ihre körperliche Bewegung steigern können. Wann Formuladiäten zusätzlich zum Basisprogramm sinnvoll sind, erläutern wir am Ende des Kapitels.

Die 3 Bausteine: Ernährung, Essverhalten, Bewegung

Beim Kampf mit Ihren überflüssigen Pfunden sollten Sie stets mehrere Register gleichzeitig ziehen. Eine Ernährungsumstellung ist unerlässlich, um abzunehmen. Der Erfolg verbessert sich aber merklich, wenn Sie dazu Ihr Essverhalten korrigieren und sich mehr bewegen. Auch wenn man dies so gerne glauben möchte – eine Verhaltenstherapie ohne Ernährungsumstellung bringt keinen Erfolg. Das moderne Basisprogramm zur Behandlung von Übergewicht ist daher immer »mehrgleisig« und beinhaltet:

- eine Umstellung der Ernährung:
  - Ernährung: Essen Sie ausgewogen, aber weniger Kalorien, als Sie brauchen (S. 76–81),
  - Ernährung: 7 goldene Regeln (S. 82–102),
  - Ernährung: Wie Sie gesund genießen können (S. 103–110),
- eine Änderung des Essverhaltens (S. 111–119),
- mehr körperliche Bewegung (S. 120–132).

Dieses Basisprogramm ist nicht nur Grundlage für die Phase der Gewichtsabnahme, sondern auch für die Zeit danach, wenn Sie das erreichte Gewicht stabilisieren wollen.

Individuell, aber nicht selbst geschneidert. Wichtig ist auch, dass die Behandlung auf Ihre persönliche Situation zugeschnitten ist. Deshalb müssen Sie in die Therapieplanung eingebunden sein. Denn Sie können am besten beurteilen, was für Sie akzeptabel und

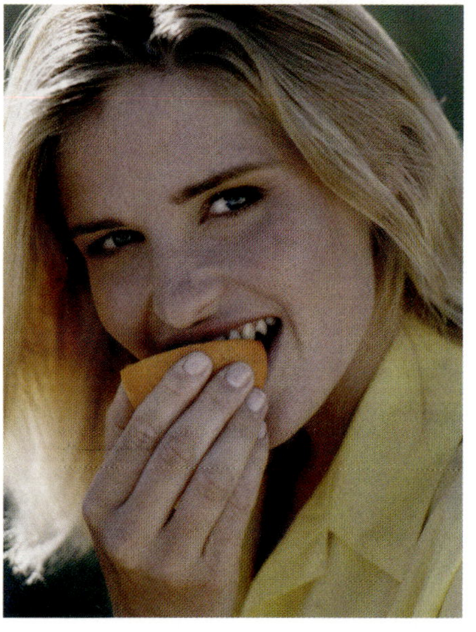

▲ Eine gesunde, kalorienarme Ernährung ist ein Baustein des Basisprogramms.

machbar ist. Schließlich müssen Sie ja selbst die richtige Ernährung im Alltag umsetzen und langfristig damit klarkommen. Jedes übergestülpte oder aufgezwungene Konzept ist schnell zum Scheitern verurteilt. Aber auch »selbst geschneiderte« Diäten bleiben fast zu 100 % erfolglos.

Natürlich müssen Sie mit den Prinzipien der Übergewichtsbehandlung gut vertraut sein: Was dürfen Sie essen, was besser nicht? Wie viel sollen Sie sich bewegen, was bietet sich im Alltag dabei an? Wie können Sie gezielt und mit einigen Tricks Ihr Essverhalten verbessern? Dazu lesen Sie bitte aufmerksam die folgenden Kapitel.

PRAXISTIPP

Mehr Erfolg durch ärztlich geleitetes Abnehmen

Bevor Sie mit einer Gewichtsabnahme beginnen, sollten Sie sich von Ihrem Arzt grünes Licht geben lassen. Er sollte Sie vorher körperlich untersuchen, einige Laborwerte überprüfen und ausführlich über die verschiedenen Möglichkeiten beraten. Nach Möglichkeit sollten Sie an einem Schulungskurs teilnehmen und eine auf Ihre Situation zugeschnittene Ernährungsberatung erhalten. Hilfe finden Sie auch in Schwerpunktpraxen mit erfahrenen Ärzten oder in einem Adipositas-Zentrum in Ihrer Nähe.

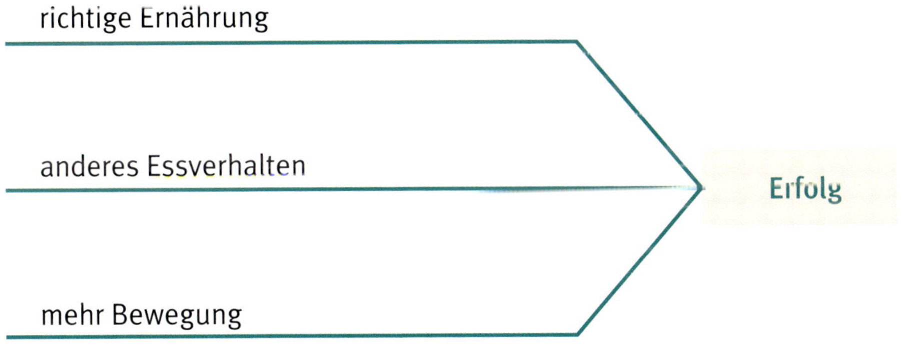

Essen Sie ausgewogen, aber weniger Kalorien, als Sie brauchen

Damit unser Körper optimal funktionieren kann, benötigt er genügend Wasser und Nährstoffe. Man unterscheidet dabei zwischen

- »Makronährstoffen« wie Fett, Kohlenhydraten und Eiweiß, von denen wir sehr viel brauchen, und
- »Mikronährstoffen« wie Vitaminen, Mineralstoffen und Spurenelementen, die nur in kleinen Mengen bis Spuren benötigt werden.

Eine ausreichende Nährstoffversorgung ist nur bei einer ausgewogenen und vielseitigen Ernährung gesichert. Wenn Sie unsere 7 Regeln und Empfehlungen beachten und die Kalorien nicht zu knapp halten (durchschnittlich nicht unter 1200 kcal), dann sind Sie auch bei einer Gewichtsabnahme auf der sicheren Seite.

Essen Sie ausgewogen und hochwertig

Mit der kalorienbegrenzten, fettarmen Mischkost nehmen Sie nur langsam ab, etwa 0,5–1 kg pro Woche, was aber vollauf genügt. Jede Kostumstellung bedeutet natürlich auch eine gewisse Selbstbeschränkung. Eine breite Auswahl an Speisen bietet Ihnen trotzdem viel Genuss am Essen. Natürlich sind Ihre Mitarbeit und Ihr Engagement unumgänglich, dafür sind aber auch Ihrer Fantasie keine Grenzen gesetzt. Mit dieser Ernährung werden Sie gesünder, fitter und leistungsfähiger. Außerdem sind weder gefährliche Nebenwirkungen noch Mangelernährung zu befürchten.

Jede einseitige oder kalorisch zu knappe Kost kann aber zu Mangelzuständen führen. Auch Hitze, falsche Lagerung und Verarbeitung kann den Vitamin- und mitunter auch den Mineralstoffgehalt vieler Lebensmittel beeinträchtigen. Je weniger Naturprodukte bearbeitet werden und je frischer sie sind, desto höher ist ihr Nährstoffgehalt. Konserven und industrielle Fertigprodukte schneiden daher meist deutlich schlechter ab. Die zusätzliche Gabe von Vitamin- und Mineralstoffpräparaten kann auch Nebenwirkungen haben und sollte am besten mit dem Arzt besprochen werden.

Bevorzugen Sie hochwertige Lebensmittel

Gerade wenn Sie Ihre Kalorien begrenzen, ist es wichtig, auf hochwertige Lebensmittel zu achten: Möglichst viel Frischprodukte, evtl. auch Tiefkühlprodukte, Konserven sollten nur ausnahmsweise auf den Tisch kommen. Obst, Gemüse und Salat sind wichtige Nährstofflieferanten, aber auch fettreduzierte Milchprodukte gehören dazu. Eier, Fleisch, Fisch und Wurst in kleineren Mengen sind wichtige Eiweißspender. Vollkornwaren sollten Sie gegenüber Weißmehlprodukten vorziehen. Zu kaloriendichten und oft nährstoffarmen Produkten wie Pommes frites oder anderes Fastfood, Snacks, Chips, Bratwurstsemmel etc. sollten Sie wirklich nur im absoluten »Ausnahmefall« greifen.

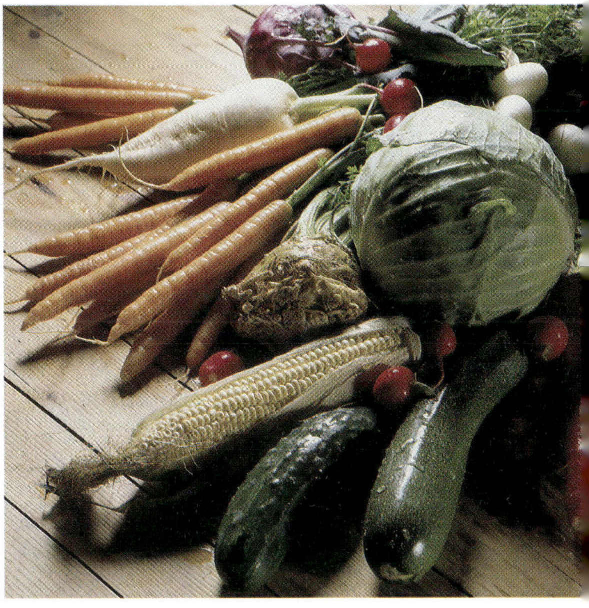

▲ Gemüse und Salat enthalten viele wichtige Nährstoffe, aber wenig Kalorien.

Essen Sie weniger Kalorien, als Sie brauchen!

Jede Kalorie zählt. Wenn Sie deutlich abnehmen möchten, dann müssen Sie weniger Kalorien aufnehmen als Sie verbrauchen. Die Energielieferanten unserer Nahrung sind Fette, Kohlenhydrate und Eiweiß. Alkohol ist ein weiterer Energielieferant, der zwar gut mundet, auf den unser Körper aber gut verzichten kann.

Die Energiemenge, die unser Körper aufnimmt oder verbraucht, wird in Kilokalorien (kcal) oder in Kilojoule (kJ) gemessen (1 kcal entspricht etwa 4,2 kJ).

Pro Tag braucht der Mensch – je nach Alter, Gewicht, Geschlecht und Muskel-

Brennwerte der Energielieferanten

1 g Fett	enthält 9 kcal
1 g Kohlenhydrat	enthält 4 kcal
1 g Eiweiß	enthält 4 kcal
1 g Alkohol	enthält 7 kcal

arbeit – zwischen 1500 und 3000 kcal, um seinen Energiebedarf zu decken. Kohlenhydrate, Fette, Eiweiß und Alkohol setzen bei ihrer Verbrennung im Körper Energie frei und werden daher als Kalorienträger bezeichnet. Sie sind die möglichen »Dickmacher« in unserer Nahrung.

Berechnen Sie Ihren Energie-Tagesbedarf

Zunächst sollten Sie feststellen, wie hoch Ihr Energiebedarf ist, d.h. wie viele Kalorien Sie täglich brauchen, um Ihr Gewicht stabil zu halten. Mit der Formel in der unten stehenden Tabelle können Sie Ihren Kalorien-Tagesbedarf annäherungsweise berechnen.

Bei einem Gewicht über 100 kg kann diese Formel nicht mehr angewendet werden, da dann der Fettanteil drastisch ansteigt. Fettgewebe hat aber einen deutlich geringeren Energieverbrauch als Muskelgewebe. Daneben gibt es weitere Formeln, mit denen sich der Kalorienbedarf eines Menschen grob berechnen lässt. Es handelt sich aber immer um Schätzwerte.

Daher kann es sinnvoll sein, vom bisherigen Ernährungsverhalten auszugehen und davon etwa 500 kcal einzusparen und ggf. durch »Füllmasse«, also mehr Ballaststoffe zu ersetzen.

Wie viele Kalorien dürfen Sie essen, um abzunehmen?

Wenn Sie Gewicht abnehmen wollen, dann sollten Sie etwa ein Drittel (500–1000 kcal) unter Ihrem Tagesbedarf bleiben. Bei höherem Gewicht und damit höherem Tagesbedarf kann die Kalorienreduktion auch größer ausfallen, dann wird ja meist auch ein größerer Gewichtsverlust angestrebt. Bei geringem Tagesbedarf sollte die Kalorienreduktion eher geringer sein, aber möglichst nicht unter 1200 (–1000 kcal) liegen. Folgende Tabelle

Mein Kalorien-Tagesbedarf

Formel	Gewicht in kg	x 30	= Kalorien-Tagesbedarf
Beispiel 1	Gewicht 55 kg	x 30	= 1650 kcal
Beispiel 2	Gewicht 70 kg	x 30	= 2100 kcal
Beispiel 3	Gewicht 80 kg	x 30	= 2400 kcal
Beispiel 4	Gewicht 90 kg	x 30	= 2700 kcal
Beispiel 5	Gewicht 100 kg	x 30	= 3000 kcal
meine Werte	mein Gewicht:	x 30	= mein Tagesbedarf:

hilft Ihnen, die für Sie geeignete Gruppe zu finden:

Ihre Kalorienration pro Tag

Tagesenergiebedarf	so viel dürfen Sie essen, um abzunehmen
1500–1900 kcal	etwa 1200 kcal
2000–2300 kcal	etwa 1500 kcal
2300–2500 kcal	1500–1800 kcal
2700 und mehr	etwa 1800 kcal

1000–1200 kcal am Tag sollten Sie nicht unterschreiten, weil sonst eine Versorgung mit lebenswichtigen Nährstoffen nicht mehr möglich ist! Bei größeren und schwereren Menschen, z. B. Männern mit mehr als 180 cm Körpergröße, liegt diese untere Grenze eher bei 1500 kcal pro Tag.

Wie viele Kalorien Sie mindestens benötigen, richtet sich also nach Alter, Größe, Gewicht und körperlicher Bewegung und liegt in der Größenordnung zwischen 1000 und 2000 kcal pro Tag. Bei extremem Übergewicht können es im Einzelfall auch über 2000 kcal pro Tag sein. Die Kalorienmenge muss auch so bemessen sein, dass Sie sich darunter wohl und leistungsfähig fühlen, denn dies sind Voraussetzungen, um die Kost auch über einen längeren Zeitraum einhalten zu können.

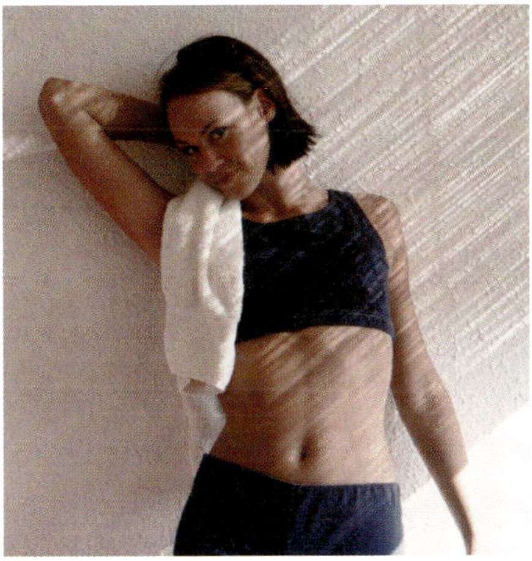

▲ Ein gutes Körpergefühl nach dem Sport fördert die Motivation.

Eine anfängliche Gewichtsabnahme stärkt die Motivation, langfristig am Ball zu bleiben. Es ist also durchaus sinnvoll und begrüßenswert, einen gewissen Anfangserfolg anzustreben.

Mengenangaben: So groß dürfen Ihre Portionen sein

Sie sollten die genannten Mengen ein paarmal abwiegen, mit etwas Erfahrung können Sie dann die Mengen auch abschätzen.

Ungefähre Mengenangaben (Portionsgrößen)

	1000–1200 kcal	1500 kcal	1800–(2000) kcal
Fleisch/Fisch			
fettarmes Fleisch	100 g	150 g	150–200g
fettarmer Fisch	150 g	200 g	250 g
Brotbelag			
fettarme Wurst	20 (–30 g)	30–40g	40–60 g
fettarmer Käse	20 (–30 g)	30–40 g	40–60 g
Margarine	1 TL	1 TL	1–2 TL
Pflanzenöl/Fett			
Zum Braten oder für Salat	1–2 TL	2 TL	1 EL = 3 TL
Frühstück bzw. Abendessen			
Scheiben Vollkornbrot	1	1 ½–2	2
Scheiben Mischbrot	1	1 ½–2	2
Brötchen	1	1 ½	2
Scheiben Pumpernickel	1	1 ½–2	2
Laugenbrezel	1	1 ½	2
Scheiben Toastbrot	2	3	4
Scheiben Knäckebrot	3–4	4–6	6–8
EL Cornflakes	6 (= 30 g)	8 (= 40 g)	8–12 (= 40–60 g)
Mittagessen bzw. Abendessen			
Kartoffeln, mittelgroß	1 (ca. 100 g)	3 (ca. 200 g)	4 (ca. 300 g)
Vollkornreis, ungekocht (gekocht)	3 EL (30 g) (7 EL)	4–5 EL (40–50 g) (9–12 EL)	6 EL (60 g) (14 EL)
Vollkornnudeln, ungekocht (gekocht)	30 g (75 g)	40–45 g (100–125 g)	60 g (150 g)
Kartoffelknödel (gekocht)	1 (100 g)	1 ½ (150 g)	2 (200 g)

Portionsgrößen für Zwischenmahlzeiten

Milchprodukte	
Magerquark	100 g
fettarmer Joghurt	150 g (1 kleiner Becher)
Magerjoghurt	150 g (1 kleiner Becher)
Magermilch	200 ml (1 Glas)
Molke	200 ml (1 Glas)
fettarme Milch	150 ml (1 kleines Glas), kann auch mit z. B. einigen Erdbeeren oder einem kleinen Stück Banane verquirlt werden, evl. mit Süßstoff gesüßt
Buttermilch	200 ml (1 Glas)

PRAXISTIPP

Obst

Empfehlenswert pro Tag sind etwa ein bis drei Portionen in der Größenordnung von:

1 Apfel	3–4 Scheiben Ananas
1 Orange	100 g Trauben
2 Mandarinen	150 g Stachelbeeren
½ Grapefruit	150 g Kirschen
1 ½ Kiwi	150 g Brombeeren
1 Nektarine	150 g Honigmelone
1 Pfirsich	200 g Erdbeeren
½ Banane	200 g Himbeeren
3–4 Aprikosen	200 g rote Johannisbeeren
3–4 Zwetschgen	200 g Wassermelone

Gemüse und Salat: ohne Beschränkung (aber: kalorienarme Zubereitung)

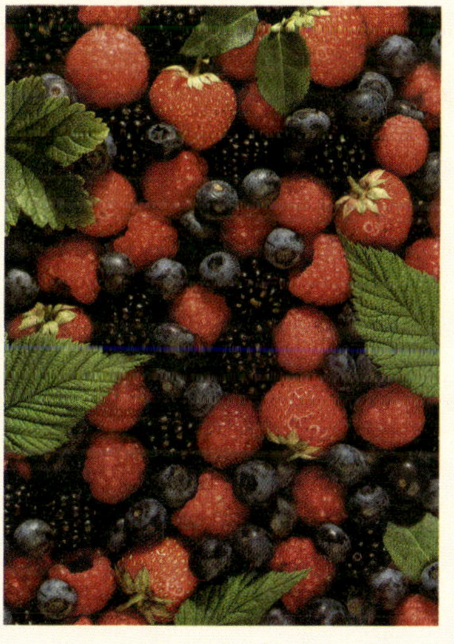

Ernährung: Die 7 Grundregeln

PRAXISTIPP

7 Grundregeln für die gesunde Ernährung

1. Weniger Fett, aber das Richtige.
2. Nicht jeden Tag Fleisch und Wurst, dafür öfter mal Fisch.
3. Brot, Kartoffeln, Reis, Nudeln täglich, aber nicht zu viel.
4. Obst mehrmals täglich in kleinen Mengen.
5. Gemüse und Salat so viel Sie wollen.
6. Fettarme Milchprodukte jeden Tag.
7. Dazu die richtigen Getränke und die richtige Zubereitung.

Regel 1: Weniger Fett, aber das Richtige

Die wichtigste Empfehlung, um überschüssige Pfunde abzubauen und um Ihr Gewicht anschließend zu halten, lautet: Essen Sie weniger Fett. Unsere heutige Ernährung enthält viel zu viel von diesem Dickmacher Nummer 1, nämlich knapp 40 %. Bei Gewichtsproblemen sind aber höchstens 30 % Fettanteil empfehlenswert. Deshalb sollten Sie Ihre tägliche Fettration um ein Drittel verringern.

So viel Fett dürfen Sie am Tag essen

Gesamt-Kalorienzufuhr	Fettmenge
1200 kcal	50–60 g
1500 kcal	65–70 g
1500–1800 kcal	70–80 g
1800 kcal	ca. 80

So sparen Sie Fett ein:

- Entfernen Sie sichtbares Fett, z. B. Fettrand am Schinken oder Fettpartien im Fleisch.
- Entfernen Sie Fleischkrusten oder Geflügelhaut, denn sie sind sehr fettreich.
- Meiden Sie fettreiche Nahrungsmittel und Speisen, wie:
  - fettreiche Fleisch- und Wurstwaren (z. B. Salami, aber auch Fleischwurst mit »verstecktem Fett«),
  - fettreiche Fischwaren (z. B. Aal, Lachs),

- fettreiche Milchprodukte inkl. fettreicher Käse (Milch und Joghurt mit 3,5–4 % Fett, alle Quarkfettstufen außer Magerquark, Käse mit mehr als 30 % Fett in der Trockenmasse),
- die meisten Süßigkeiten und Backwaren,
- wenn Sie davon überhaupt nicht lassen können, dann sollten Sie sich nur hin und wieder eine kleine Portion erlauben.

- Fettreiche Nahrungsmittel wie Nüsse, Mandeln, Mohn, Leinsamen oder Eier nur in kleinen Mengen.
- Verwenden Sie Koch- und Streichfett sowie Speiseöle sehr sparsam. Unter Streichfett versteht man Butter und Margarine als Brotaufstrich. Sie sollten also nicht »zu dick auftragen«, da dies ein unnötiges Plus an Kalorien und Fett bedeutet.
- Meiden Sie fettreiche Zubereitungsarten wie Panieren oder Frittieren und wählen Sie stattdessen fettarme Versionen wie Dünsten oder Grillen.
- Vorsicht vor verstecktem Fett. Vielen Nahrungsmitteln sieht man es nicht auf den ersten Blick an, dass Sie fettreich sind. Deshalb sollten Sie die Dickmacher genau kennen (z. B. Avocado, Oliven, Nüsse, Weißwurst oder Bratwurst).

Gesunde Alternative: Es erfordert ein wenig Umgewöhnung, aber für die meisten fettreichen »Kalorienbomben« lässt sich auch eine günstigere Alternative finden. Ihrer Fantasie sind dabei keine Grenzen gesetzt:

- Hähnchen statt Gans,
- Putenrollbraten statt Schweinebraten,
- Scholle und Goldbarsch statt Karpfen und Lachs,
- magerer Schinken statt Salami,
- fettarmer Joghurt statt Sahne,
- Quarkspeise statt Cremespeise,
- Obstschnitte statt Torte,
- Geleefrüchte statt Schokolade.

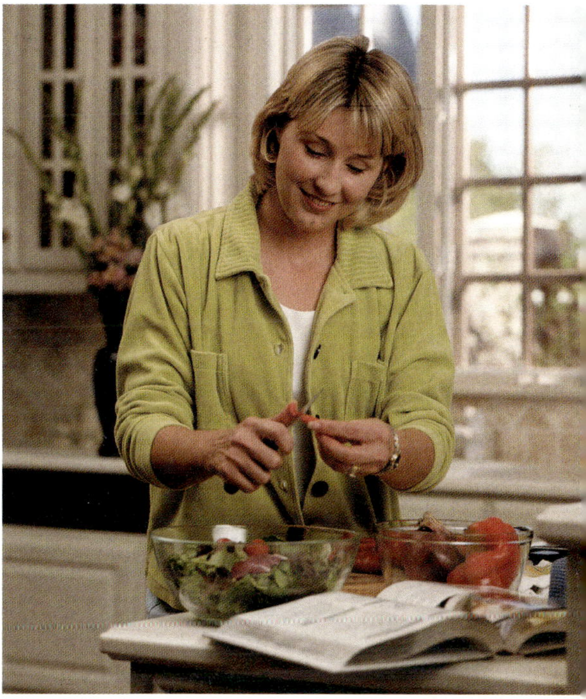

▲ Achten Sie darauf Ihr Salatdressing möglichst fettfrei oder fettarm zuzubereiten.

Fett ist nicht gleich Fett

Die wichtigsten Fette, die wir aus unserer Nahrung beziehen, sind Cholesterin und verschiedene Fettsäuren. Fettsäuren im »Dreierpack« werden Triglyzeride genannt. Einen Teil dieser Fette kann unser Körper selbst herstellen, einige »essenzielle« Fettsäuren müssen wir allerdings mit der Nahrung aufnehmen wie die Linol- und die Linolensäure. Nur etwa 20 % unseres Cholesterins stammen aus der Nahrung, 80 % entstehen durch körpereigene Produktion. Zuviel Cholesterin und gesättigte Fettsäuren fördern die Arteriosklerose, während ungesättigte Fettsäuren uns eher davor schützen.

- Lebensmittel tierischen Ursprungs (wie Fleisch, Wurst, Eier oder Butter) enthalten Cholesterin und überwiegend gesättigte Fettsäuren.
- Pflanzliche Produkte (wie Margarine, Pflanzenöle, Nüsse oder Oliven) sind cholesterinfrei und enthalten vorwiegend ungesättigte Fettsäuren.

Weniger tierisches Fett, etwas mehr pflanzliches Fett. Unsere mitteleuropäische Küche überschwemmt uns geradezu mit tierischem Fett: durch Fleisch, Wurst, Eier und Milchprodukte erhalten wir mehr als die doppelte Menge, die wir eigentlich benötigen. Deshalb sollten Sie beim Koch- und Streichfett unbedingt Margarine und Pflanzenöle bevorzugen. Besonders günstig sind Rapsöl und Olivenöl (viele einfach ungesättigte Fette). Aber Vorsicht: pflanzliches Fett enthält ebenso viele Kalorien wie tierisches und kann genauso dick machen. Deshalb sollten Sie auch mit pflanzlichen Fetten sparsam umgehen.

Günstiges und ungünstiges Fett

zu viel Cholesterin	fördert die Arteriosklerose
zu viel gesättigte Fettsäuren	fördern die Arteriosklerose
ungesättigte Fettsäuren (einfach ungesättigte und mehrfach ungesättigte)	schützen die Blutgefäße
einfach ungesättigte Fettsäuren	sind besonders günstig für Blutgefäße und Stoffwechsel

Regel 2: Nicht jeden Tag Fleisch und Wurst, dafür öfter mal Fisch

In Mitteleuropa sind üppige Fleisch- und Wurstgerichte sehr beliebt. Gerade mit diesen Speisen nehmen wir aber auch das meiste Fett auf und überdies beträchtliche Mengen an Cholesterin, gesättigten Fetten und Purinen = Harnsäurevorstufen. Zu viel Fleisch und Wurst ist nicht gesund, dadurch können beispielsweise Arteriosklerose, entzündliche Gelenkerkrankungen und Darmkrebs gefördert werden.

Das ist pro Woche empfehlenswert:

- 2–3-mal Fleisch,
- 2–3-mal Fisch,
- 1–2-mal vegetarisch.

Um Gewicht abzunehmen, sollten Sie unbedingt weniger Fleisch und Wurst essen und dabei fettarme Sorten bevorzugen: zwei bis drei kleine oder mittlere Fleischportionen von etwa 100–150 g pro Woche genügen unserem Körper vollauf. Wahrscheinlich sind viele von Ihnen an wesentlich mehr gewohnt und die genannte Menge erscheint Ihnen erschreckend wenig. Aber keine Angst, Sie können auch mit weniger Fleisch und Wurst schmackhaft essen, es dauert vielleicht ein bisschen, aber nach einer Weile werden Sie die Riesenportionen gar nicht mehr so vermissen.

PRAXISTIPP

Schrittweise geht es am leichtesten

- Statt an sieben gibt es zunächst nur an fünf Tagen Fleisch, dafür kommt zweimal Fisch auf den Tisch.
- Nach einiger Zeit können Sie dann noch ein vegetarisches Gericht einbauen, sodass Sie dann bei vier Fleischgerichten pro Woche landen, das wäre schon ganz gut.
- Gleichzeitig sollten die Portionen kleiner ausfallen, das Fleisch sollte die Beilage sein, Gemüse und Salat die Hauptsache. Eine Fleischportion sollte nicht mehr als 100–150 g (200 g eher ausnahmsweise) betragen.
- Wenn Sie ab und zu nach einer schönen fettreichen Wurst schielen, dann aber bitte nur ein wenig davon und natürlich nicht jeden Tag, z. B. eine kleine oder halbe Bratwurst oder zwei Schweinswürstchen oder zwei Scheiben Salami oder eine halbes Brötchen mit Leberpastete.
- Wenn Sie wirklich einmal Fleischhunger haben, dann am besten mageres Schweine- oder Geflügelfleisch.

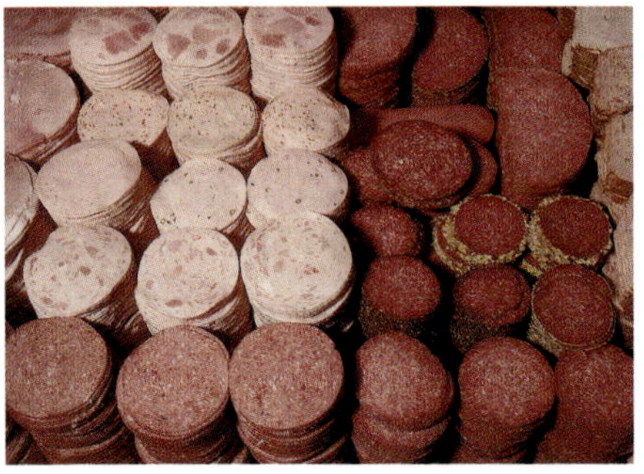

▲ Verzichten Sie nach Möglichkeit auf so extrem fettreiche Wurstwaren, wie Salami und Fleischwurst.

So kommen Sie besser mit weniger Fleisch und Wurst aus:

- Vergessen Sie niemals schmackhafte Gemüse- und Salatbeilagen, das lenkt von Fleisch und Wurst ab.
- Schneiden Sie Ihr Fleisch in dünne Scheiben, dadurch wird das Auge überlistet und die Portion wirkt optisch größer.
- Bei einem Gemüseeintopf oder einer Gemüsepfanne wie vom Chinesen fällt weniger Fleisch nicht so schwer.
- Die Wurst sollte immer möglichst dünn geschnitten sein, dies erleichtert einen sparsamen Brotbelag und man darf dann auch mal zwei oder drei Scheiben draufpacken.
- Belegen Sie Ihr Brot ab und zu mit Tomaten, Gurken, Spargel, Pilzen oder Schnittlauch, auch das lenkt von der Wurstmenge ab.
- Ein leckerer Brotaufstrich ist auch Magerquark mit Kräutern und Salat, z. B. etwas Pfeffer, Paprika, Knoblauch, Tsatsikigewürz mit Tomaten- oder gedünsteten Auberginenschei-

Fleisch und Wurst – günstige und ungünstige Sorten

günstige fettarme (unter 10 % Fett) ☺	**ungünstige fettreiche Fleischsorten (über 15 % Fett)** ☹
▪ Kalb-, Rind-, Schweinefleisch z. B. Brust, Filet, Kotelett, z. B. Rinderrostbraten, Oberschale, Schulter	z. B. Schweinebauch und -speck, Schweinshaxe
▪ Hammel- und Lammfleisch z. B. Filet	z. B. Brust, Lende, Keule, Kotelett
▪ Geflügel z. B. Fasan, Hähnchen, Taube, Truthahn, Wachtel	z. B. Ente, Gans, Suppenhuhn
▪ Wild z. B. Hase, Hirsch, Reh	
▪ Innereien z. B. Herz, Milz, Leber, Lunge,	z. B. Niere, Zunge

günstige fettarme (unter 10–20 % Fett) ☺	ungünstige fettreiche Wurstsorten (über 20 % Fett) ☹
Corned Beef, Kassler, Roastbeef, Putenwurst, Schinken ohne Fettrand, gekocht oder geräuchert	Fleisch-, Gelbwurst, Cervelat, Salami, Leber-, Blutwurst, Leberpastete, Lyoner, Weißwurst, Leber-, Kalbskäse, Göttinger, Mortadella, Bratwurst, Mettwurst, Wiener, Bockwurst, Kalbsbratwurst

ben. Wer bequemer ist, kann auch mal fertigen vegetarischen Brotaufstrich versuchen (auf Fettgehalt achten!).

Belohnung: Wenn Sie dies einen Monat lang durchgehalten haben, dann dürfen Sie sich als Belohnung auch mal ein saftiges T-Bone-Steak gönnen!

Essen Sie mehr Fisch

Die meisten Deutschen sind keine begeisterten Fischesser, falls sie nicht gerade an der Küste wohnen. Unsere Nachbarn am Mittelmeer schneiden da wesentlich besser ab. Dabei wäre etwas mehr Fisch unserer Gesundheit durchaus zuträglich.

Fisch enthält im Durchschnitt weniger Fett und weniger gesättigte Fettsäuren als Fleisch, liefert dafür aber mehr wertvolle ungesättigte Fettsäuren, u. a. Omega-3-Fettsäuren, die vor Arteriosklerose schützen. Seefisch wie Kabeljau oder Rotbarsch verbessern überdies Ihren Jodhaushalt, was allerdings nicht für die Süßwasserarten wie Forelle oder Karpfen gilt.

- Bevorzugen Sie fettarme Sorten, die durchaus sehr schmackhaft sind und eine große Auswahl bieten (siehe Tabelle).

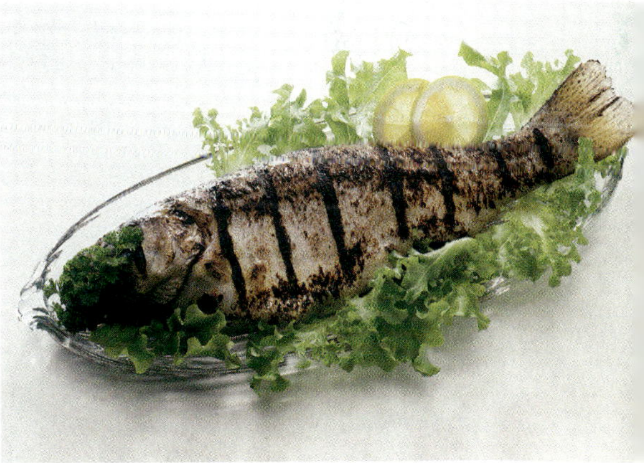

▲ Versuchen Sie, seltener Fleisch und dafür häufiger mal Fisch zu essen.

Günstige und ungünstige Fischsorten

günstige fettarme (bis 4 % Fett) ☺	ungünstige fettreiche (über 10 % Fett) ☹
▮ Flunder	▮ Aal
▮ Flussbarsch	▮ Bismarckhering
▮ Forelle	▮ Brathering
▮ Hecht	▮ Bückling
▮ Heilbutt	▮ Hering
▮ Kabeljau	▮ Kaviar
▮ Schleie	▮ Lachs
▮ Scholle	▮ Makrele
▮ Seelachs	▮ Matjesheringe
▮ Seezunge	▮ Ölsardinen
▮ Rotbarsch	▮ Thunfisch
▮ Zander	▮ Waller
▮ Austern	▮ Karpfen (5 % Fett)
▮ Garnelen	
▮ Hummer	
▮ Krebs	
▮ Muscheln	
▮ Tintenfisch	

- Auch beim fettarmen Fisch sollten Sie nicht grenzenlos zulangen, beschränken Sie sich auf kleine Portionen von 150 g – 200 g.
- Fettreiche Sorten wie Lachs oder Makrele liefern zwar sehr viel Omega-3-Fettsäuren, aber bei Gewichtsproblemen wiegt der hohe Fettgehalt diesen Vorteil nicht auf.

WISSEN

Omega-3-Fettsäuren

Diese sind in Fischen, vor allem in fettreichen Sorten, enthalten. Man findet sie auch in einigen pflanzlichen Lebensmitteln wie Linsen, Nüssen, Spinat, Portulak (grünes Blattgemüse). Omega-3-Fettsäuren schützen vor Arteriosklerose, deshalb sollte unsere Nahrung eine gewisse Menge davon enthalten.

Die Einnahme von hochkonzentrierten Omega-3-Fettsäuren, etwa in Form von Fischöl-Kapseln, ist aber nur in bestimmten Situationen sinnvoll, z. B. bei stark erhöhten Triglyzeriden, bei hohem Herzinfarktrisiko und evtl. bei Neurodermitis.

Genug, aber nicht zu viel Eiweiß

Die wichtigsten Eiweißquellen unserer Kost sind:

- Eier,
- Fleisch, Wurst, Fischwaren,
- Milchprodukte inkl. Käse,
- Erbsen, Bohnen, Sojabohnen, Linsen, Sesam, Mohn, Nüsse.

Wenn Sie abnehmen und Ihr Gewicht stabil halten wollen, sollten Sie unbedingt fettarme Sorten bevorzugen.

Eiweiß sättigt gut und ist lebensnotwendig (mindestens 50 g am Tag). Am meisten Eiweiß enthalten Eier, Fleisch, Wurst und Fisch. Viele Eiweißquellen sind gleichzeitig fettreich, sodass sich etliche Kalorien ansammeln können.

Die fettarmen Sorten sind ebenso gute Eiweißspender wie die fettreichen.

- Unsere Durchschnittskost liefert eher zu viel als zu wenig Eiweiß. Wir nehmen täglich etwa 100–120 g und mehr Eiweiß zu uns
- Bei extremen Diäten oder bei zu geringer Nahrungsmenge (unter 1000 kcal/Tag) kommt das Eiweiß oft zu kurz. Die tägliche Eiweißzufuhr sollte 50 g nicht unterschreiten.
- Derzeit werden eiweißreiche Diäten zur Gewichtsabnahme propagiert. Solange dabei die Fettzufuhr begrenzt bleibt, ist damit wahrscheinlich auch eine gute Gewichtskontrolle möglich.

Befolgen Sie unsere Empfehlungen für eine Mischkost – weniger Fleisch, Wurst, Eier, kleine Fischportionen –, dann essen Sie automatisch weniger Eiweiß, aber Ihr Bedarf ist noch gut gedeckt. Kritisch wird es aber, wenn Sie länger als zwei bis drei Tage weniger als 1000 kcal zu sich nehmen. Dann ist Ihr Eiweißbedarf auch mit der Mischkost nicht mehr sicher gedeckt.

Zu wenig Eiweiß ist auf Dauer gefährlich. Wenn Sie zu wenig Eiweiß aufnehmen, dann geraten Sie auf längere Sicht in einen gefährlichen Eiweißmangel: dies kann z. B. zu Muskelschwund und einer Rückbildung des Herzmuskels führen. Deshalb sind auch einseitige Diäten so gefährlich, z. B. reine Obst-Diäten wie Apfel- oder Ananas-Diät. Auch manche Trennkost-Formen decken den Eiweißbedarf nicht ausreichend.

PRAXISTIPP

1–3 Eier pro Woche

Wenn Sie abnehmen wollen, sollten Sie nicht zu viele Eier essen. Denn das Eigelb enthält viel Fett, vor allem gesättigte Fettsäuren und viel Cholesterin. Andererseits liefern Eier das hochwertigste Eiweiß überhaupt und versorgen uns mit Vitaminen, z. B. A und B12. Mit einem bis drei Eiern in der Woche runden Sie Ihren Speiseplan ab.

Kann man mit vegetarischer Kost abnehmen? Ja, eine vegetarische Kost ist o.k. Es gibt tierisches und pflanzliches Eiweiß, das Eiweiß selbst besteht aus verschiedenen Aminosäuren. Tierisches Eiweiß ist besonders hochwertig, da es mehr lebenswichtige »essenzielle« Aminosäuren enthält als pflanzliches Eiweiß. Eine ovo-lacto-vegetabile Ernährung, also eine vegetarische Kost mit ausreichend Eiern und Milchprodukten, liefert genug Eiweiß und ist auch zum Abnehmen empfehlenswert. Bei streng vegetarischer = veganer Ernährung wird der Eiweißbedarf aber oft nicht gedeckt, weil hier auch Eier und Milchprodukte vom Speisezettel gestrichen sind. Eine derartige Kost ist zum Abnehmen nicht zu empfehlen und für Kinder, Jugendliche und Schwangere gänzlich ungeeignet.

Regel 3: Brot, Kartoffeln, Reis, Nudeln täglich, aber nicht zu viel

Brot, Müsli, Kartoffeln, Reis, Nudeln oder Knödel sind stärkereich (langsame oder komplexe Kohlenhydrate). Sie versorgen Ihren Körper mit ausreichend Energie und sättigen gut. Wenn Sie zwei oder besser drei Portionen über den Tag verteilt zu sich nehmen, dann haben Sie ausreichend Kraft und bleiben körperlich und geistig leistungsfähig. Wer mehr als nur wenige Pfunde verlieren möchte, der sollte aber nicht unbeschränkt zugreifen. Um Ihnen lästiges Kalorienzählen zu ersparen, haben wir einige sinnvolle Portionsgrößen (siehe S. 80) für Sie zusammengestellt.

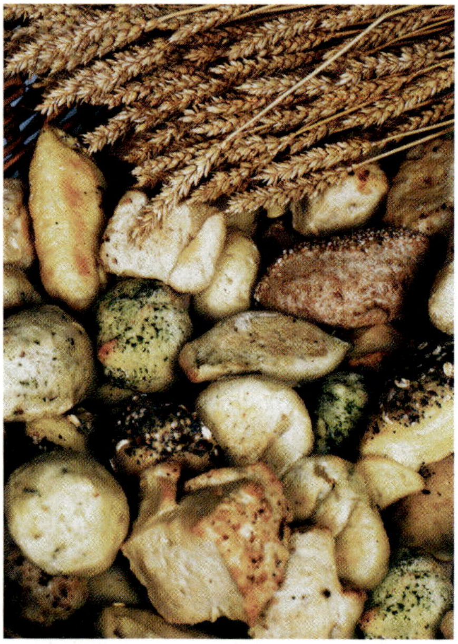

▲ Vollkornprodukte sind nicht nur gesünder als Teig- und Backwaren aus Weizenmehl, sondern machen auch länger satt.

Vorsicht: Begehen Sie nicht den Fehler, bei den stärkereichen Kohlenhydraten zu sehr zu sparen. Um fit und leistungsfähig zu bleiben, benötigt Ihr Körper in jedem Fall eine Mindestmenge. Vor allem das Gehirn ist auf ausreichende Mengen als Brennstoff angewiesen. Ein Kohlenhydratmangel kann daher zu Leistungsabfall, Müdigkeit, Schwäche und manchmal sogar zu Unterzuckerungserscheinungen (Zittern, Schweißausbruch, Seh- und Konzentrationsstörungen, meist am späten Vormittag) führen.

Was sind eigentlich »Kohlenhydrate«?

Der eigentümliche Name verrät uns etwas über die chemische Struktur: Kohlenstoffatome, die an manchen Stellen – mit Wasserstoff und Sauerstoff – »Hydrat-Brücken« bilden. Kohlenhydrate formieren sich zu Zuckerteilchen, die meist in 2er-Gruppen oder in komplexen Ketten (Stärke) angeordnet sind (»komplexe« Kohlenhydrate). Um vom Darm in die Blutbahn zu gelangen, müssen die Kohlenhydrate im

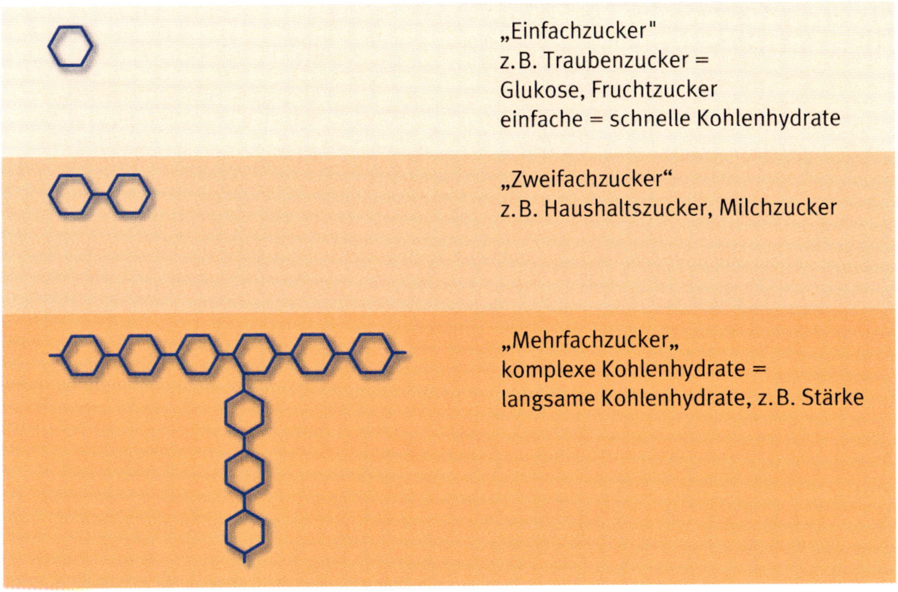

▲ Struktur der Kohlenhydrate.

Darm durch Verdauungsenzyme in die Einzel-Zuckerteilchen zerlegt werden.

Einfachzucker sind der Traubenzucker (Glukose) oder der Fruchtzucker (Fruktose), die z. B. in Honig und Fruchtsäften vorkommen. Zu den Zweifachzuckern zählt u. a. der Haushaltszucker. Zweifachzucker enthält auch das Obst. Stärke ist aus langen Zucker-Ketten aufgebaut. Stärkereich sind z. B. Mehl, Reis, Kartoffeln, Brot- und Teigwaren, Müsli, Banane und einige Gemüsesorten wie Erbsen, Linsen und weiße Bohnen.

Stärkehaltige Kohlenhydrate werden langsamer aus dem Darm aufgenommen und halten länger satt als stark zuckerhaltige Nahrungsmittel wie Traubenzucker, Honig, Süßigkeiten, Cola, Limonade oder Obstsaft. Diese führen zu einem schnellen, aber kurzen Blutzuckeranstieg und machen relativ rasch wieder hungrig.

WICHTIG

Seien Sie zurückhaltend bei zuckerreichen Speisen und Getränken, denn sie liefern viele Kalorien und sättigen nur kurze Zeit.

Vollkornprodukte sind besonders empfehlenswert

Sie sättigen besser und liefern deutlich mehr Vitamine, Mineral- und Ballaststoffe als Weißmehlerzeugnisse oder geschälter Reis. Es gibt eine große Vielfalt an Vollkornerzeugnissen – probieren Sie einfach aus, welche Ihnen gut schmecken. Oft muss man seinen »Vollkorngeschmack« erst ein wenig trainieren, aber je mehr Sie daran gewöhnt sind, desto weniger werden Sie darauf verzichten wollen. Natürlich müssen Sie nicht zum absoluten Vollkorn-Hardliner werden, hin und wieder dürfen Sie sich gerne ein weißes Brötchen oder ein Baguette gönnen.

Falls Sie sich für Vollkornreis nicht erwärmen können, dann sollten Sie wenigstens zum Parboiled Reis greifen, der aufgrund des schonenden Herstellungsverfahrens noch wesentlich besser abschneidet als weißer Reis.

»Je dunkler die Brotsorte, desto mehr Vollkornmehl enthält sie« – das gilt heutzutage nur mit Einschränkung. Es sind etliche Weißmehlerzeugnisse auf dem Markt, die z. B. mit Malzzucker gefärbt sind. Deshalb immer auf die Zusammensetzung achten.

Regel 4: Obst mehrmals täglich in kleinen Mengen

5-mal am Tag. Wer viel Obst, Gemüse und Salat verzehrt, ist schlanker und erkrankt seltener an Krebs und Herz-Kreislauf-Erkrankungen. Franzosen, Spanier und Italiener essen fast doppelt so viel von diesen »Gesundmachern« wie der deutsche Bundesbürger. Deshalb hat die Deutsche Gesellschaft für Ernährung eine Kampagne gestartet, die uns zu einem Mehrverzehr animieren soll: 5-mal am Tag Gemüse, Salat oder Obst.

Auch zum Abnehmen sind Obst, Gemüse und Salat sehr empfehlenswert: ballaststoffreich, dafür überwiegend kalorienarm, mit wertvollen Inhaltsstoffen. Außerdem verstärken sie unser Sättigungsgefühl. Gemüse, Salat und Obst dürfen auf Ihrem täglichen Speisezettel nicht fehlen, damit Sie gut mit Vitaminen, Mineral- und sekundären Pflanzenstoffen versorgt sind.

Nicht zu viel wegschneiden beim Obst. Ganz wichtig für unsere Gesundheit, u. a. zum Schutz vor Krebs und Arteriosklerose, sind die sekundären Pflanzenstoffe in Obst, Gemüse und Salat. Sekundäre Pflanzenstoffe wirken sich günstig auf den Stoffwechsel aus und schützen vor Krebs und Arteriosklerose. Um genug davon zu bekommen, sollten Sie das Obst nicht filettieren oder passieren, sondern möglichst viel mitessen. Außerdem liegen in und direkt unter der Schale auch die meisten Vitamine.

Portionsgröße beim Obst beachten

Obst hat im Durchschnitt etwas mehr Kalorien als die meisten Gemüse- und Salatsorten. Wenn Sie größere Mengen davon essen, können also etliche Kalorien zusammenkommen. Deshalb gehört Obst zwar auf ihren täglichen Speiseplan, aber Sie sollten dabei unbedingt die Größe Ihrer Portion im Auge behalten. Obst eignet sich auch gut als Zwischenmahlzeit, als »günstiger« Nachtisch oder um Ihren Hunger auf Süßes zu stillen. Übrigens – je reifer eine Frucht ist und je süßer sie schmeckt, desto mehr Zucker und Kalorien enthält sie.

WICHTIG

Vitamin-, Mineralstoff- oder Ballaststoffpräparate können kein Ersatz für »Ernährungssünden« sein. Denn die echten Lebensmittel enthalten noch weitere Inhaltsstoffe wie »sekundäre Pflanzenstoffe«, die sich sehr vorteilhaft auf unsere Gesundheit auswirken, z. B. Lycopin in Tomaten oder Polyphenole in Obst und Gemüse.

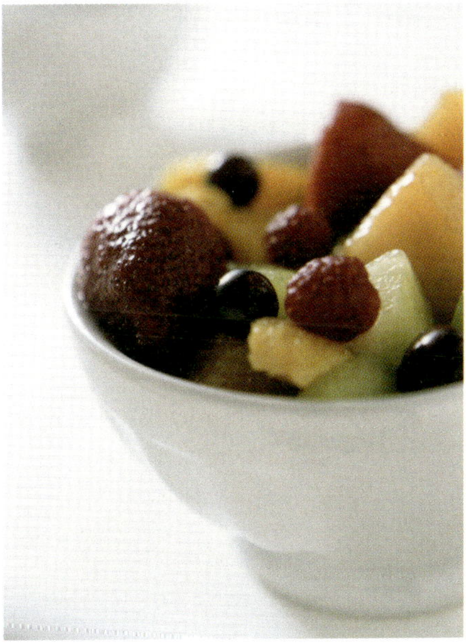

▲ Ein Schälchen Obstsalat eignet sich gut als Zwischenmahlzeit.

Vorsicht Dickmacher! Einige wenige Früchte haben deutlich mehr Kalorien. Dazu zählen Bananen (stärkereich) und Trauben, Rosinen und Datteln (zuckerreich). Eine halbe bis ganze Banane eignet sich aufgrund ihres Stärkegehalts gut als Zwischenmahlzeit, besonders wenn Sie echten Hunger verspüren. Auf Trauben, Rosinen, Datteln sowie auf Trockenobst sollten Sie beim Abnehmen weitgehend verzichten (oder nur selten und kleine Mengen).

Konserven – nein danke! Essen Sie Obst möglichst naturbelassen – viele

Vitamine sitzen gerade in der Schale und leiden durch Verarbeitung, langes Stehen und Erhitzen. Obstkonserven sollten nur ausnahmsweise auf Ihren Tisch kommen, da die Früchte durch Herstellung und Lagerung viele Vitamine und Mineralstoffe einbüßen. Meiden Sie gezuckerte Konserven und greifen Sie im »Notfall« zu einem mit Süßstoff gesüßten Produkt. Vorsicht: Etliche Diät-Konserven enthalten Fruchtzucker, der – abgesehen von seinem Kaloriengehalt – auch zu Darmbeschwerden wie Blähungen oder Durchfall führen kann.

Aber bitte ohne Sahne! Packen Sie keine unnötigen Kalorien aufs Obst wie Sahne, Zucker oder Stärke (rote Grütze). Wenn Sie möchten, können Sie bei säuerlichen Früchten wie Erdbeeren oder Grapefruit mit Süßstoff nachhelfen. Etwas Magerjoghurt (evtl. mit Süßstoff gesüßt) kann gut die Sahne ersetzen.

PRAXISTIPP

Drei kalorienarme Obstrezepte

Obstsalat

½ Orange, ½ Apfel, ¼–½ Banane kleinschneiden, einige Spritzer flüssigen Süßstoff zugeben und evtl. mit 1–2 Tropfen Rum-Aroma verfeinern.

Obstmix

½ Kiwi, 5–6 Erdbeeren kleinschneiden, etwas Zitronensaft und einige Spritzer flüssigen Süßstoff zugeben.

Tipp: 1 EL fettarmer Joghurt oder Magerjoghurt kann als Ersatz für die fette Schlagsahne dienen.

Erdbeereis

200 g Erdbeeren im Mixer pürieren. Mit Süßstoff, etwas Zitronensaft und Rumaroma abschmecken. In Eiswürfelbehälter füllen und im Gefrierfach erstarren lassen. Vor dem Essen etwas auftauen.

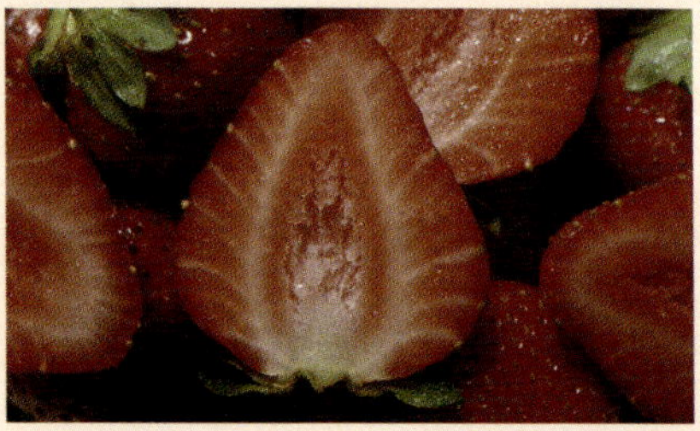

Regel 5: Gemüse und Salat so viel Sie wollen

Ganz wichtig zum Abnehmen: ballaststoffreiche Nahrung. Wie bereits oben erwähnt sind Gemüse und Salat für Ihre Gesundheit äußerst wichtig. Sie liefern neben Vitaminen, Mineral- und sekundären Pflanzenstoffen auch viele Ballaststoffe, besonders das Gemüse. Und »last but not least« fördern Gemüse und Salat unser Sättigungsgefühl. Wenn die Pfunde purzeln sollen, sind diese Schlankmacher einfach unerlässlich.

Das fängt schon im Mund an. Vollkornbrot oder Gemüse müssen wir länger und intensiver kauen als Weißbrot oder Schokolade. Auch der Magendehnungsreiz wird schneller ausgelöst und meldet unserem Gehirn schon bald: »Satt, es reicht«. Der Blutzuckerspiegel ändert sich nur wenig, was ebenso dazu beiträgt, dass wir länger satt sind. Und selbst unsere Psyche fühlt sich durch eine größere Mahlzeit besser befriedigt.

Ballaststoffe sind kalorienfrei. Ballaststoffe sind Bestandteile von Pflanzen, die relativ unverändert vom Magen in den Dickdarm gelangen. Dort quellen sie in Gegenwart von Wasser auf und regen so die Darmtätigkeit an. Schließlich werden sie fast vollständig mit dem Stuhl wieder ausgeschieden, sodass nur unbedeutende Mengen im Körper verbleiben. Unser Körper kann aus ihnen kaum Energie gewinnen, sie sind also – zum Glück für uns – weitgehend kalorienfrei.

Ballaststoffe lechzen nach Wasser. Um ihre volle Wirksamkeit zu erlangen, müssen die Ballaststoffe genug Flüssigkeit im Darm vorfinden; trinken Sie deshalb 2–3 Liter am Tag. Ballaststoffe sind außerordentlich wichtig für eine geregelte Verdauung, sie beugen einer Verstopfung vor.

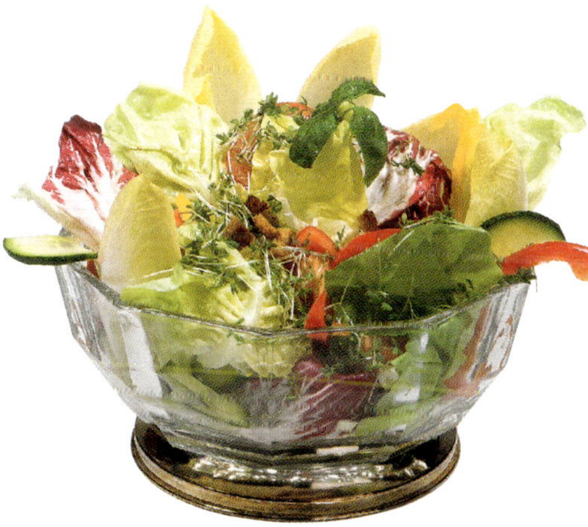

▲ Salat sättigt gut, enthält aber nur wenige Kalorien – Nun dürfen Sie »voll zuschlagen«.

Mit 30 g am Tag sind Sie dabei. Der moderne Mensch verzehrt zu wenig Ballaststoffe, nur etwa 20 g pro Tag. Empfehlenswert wären wenigstens 30 g, noch besser 40 bis 50 g pro Tag.

Das ist durchaus zu schaffen, wenn Sie regelmäßig Obst, Gemüse, Salat und Vollkornprodukte verzehren. Ballaststoffreiche Lebensmittel sind:

- Gemüse,
- Salat,
- Obst,
- Vollkornprodukte,
- Leinsamenschrot und Weizenkleie.

PRAXISTIPP

Was tun bei Verstopfung?

Bei Neigung zu Verstopfung kann die Einnahme von Weizenkleie (20–60 g/Tag = 1–4 EL) sinnvoll sein; dabei sollten Sie aber unbedingt genug trinken: 2–3 Liter pro Tag. Bei Flüssigkeitsmangel kann die Wirkung von Weizenkleie sogar ins Gegenteil umschlagen.

Salat und Gemüse kalorienarm zubereitet

Verzichten Sie bei Gemüse auf Mehlschwitze oder kalorienreiche Fertigsaucen. Auch das »obligatorische« Stück Butter oder Margarine belastet Ihre Fettbilanz unnötig und kann durch wenige Spritzer fettarme Milch oder fettreduzierte Kondensmilch ersetzt werden. Verfeinern Sie Ihr Gemüse stattdessen mit viel Kräutern und Gewürzen, etwas Senf oder einigen Spritzern Zitronensaft oder Essig. Salat sollten Sie möglichst ohne oder nur mit sehr wenig Öl anmachen. Auf fettreiche Dressings unbedingt verzichten.

PRAXISTIPP

Drei Tipps für fettarme Salat-Dressings

1) 2 TL Ölivenöl
1–2 EL Aceto balsamico
1 EL Wasser
etwas Salz
etwas granulierter Knoblauch
einige Spritzer Süßstoff

2) 1–2 TL Maiskeim-, Sonnenblumen- oder Rapsöl
1–2 EL Essig
1–2 TL Wasser
½ TL scharfer Senf
mit etwas Salz, Zitronensaft und flüssigem Süßstoff in einer Tasse gut verquirlen und dann erst an den Salat geben

3) 2–3 EL Magerjoghurt
1–2 EL Essig
mit Knoblauchpulver, Kräutern der Provence, Salz, Zitronensaft und flüssigem Süßstoff abschmecken.

Regel 6: Fettarme Milch(produkte) jeden Tag

Wer erfolgreich abnehmen und sein Gewicht halten will, sollte fettarme Milch und Milchprodukte bevorzugen und keine zu großen Portionsgrößen wählen. Milch und Milchprodukte wie Käse, Joghurt oder Quark sind unsere wichtigsten Kalziumspender und sollten daher jeden Tag auf Ihrem Speisezettel stehen. Besonders bedeutsam ist dies für Kinder und junge Erwachsene bis zum 30. Lebensjahr, weil der Körper bis zu diesem Zeitpunkt einen Kalziumvorrat in seinen Knochen anlegt, von dem er praktisch sein Leben lang zehrt. Und ein großer Kalziumvorrat schützt letztendlich auch vor Osteoporose.

Wenn Sie abnehmen und Ihr Gewicht halten wollen:

- Sollten Sie nur zu fettreduzierten Milchprodukten greifen, z. B. Magermilch oder fettarmer Joghurt oder Käse mit bis zu 30 % Fettgehalt.
- Dann sind fettarme Milchprodukte als Zwischenmahlzeit sehr geeignet.
- Belegen Sie Ihr Brot statt mit Wurst hin und wieder auch mit fettarmem Käse.
- Bitte Vorsicht: Lassen Sie Ihren Käse möglichst dünn schneiden, oder schneiden Sie nur dünne Scheiben z. B. vom Camembert ab. Eine dünne Scheibe Käse genügt als Belag vollauf. Viele neigen dazu, vom Käse mengenmäßig mehr aufs Brot zu packen als von der Wurst.
- Mit Mager- oder fettarmem Joghurt lassen sich übrigens gut Salate anmachen.

Günstige und ungünstige Milchprodukte

günstige fettarme Produkte ☺	ungünstige fettreiche Produkte ☹
Magermilch, fettarme Milch (1,5 %)	Vollmilch (3 %)
Buttermilch, Molke	Crème fraîche, Sahne, Sauerrahm
Magerjoghurt	Vollmilchjoghurt (3 %)
fettarmer Joghurt (1,5 %)	Sahnejoghurt
Magerquark	Quark über 10 % Fett
fettarme Käsesorten (bis 30 % Fett i. Tr. = bis 15 % absoluter Fettgehalt)	fettreiche Käsesorten (über 30 % Fett i. Tr. = über 15 % absoluter Fettgehalt)

Anmerkung: i. Tr. bedeutet in der Trockenmasse.

Regel 7: Kalorienarme Getränke und die richtige Zubereitung

Bevorzugen Sie kalorienfreie oder kalorienarme Getränke. Die richtige Auswahl Ihrer Getränke ist außerordentlich wichtig, wenn Sie Gewicht abnehmen wollen. Sie können sich in Ihrer Ernährungs- und Lebensweise noch so sehr bemühen: Wenn Sie kalorienreiche Getränke in größeren Mengen konsumieren, wird der Erfolg ausbleiben.

Besonders kalorienhaltig sind

Stark zuckerhaltige Getränke. Stark zuckerhaltige Getränke wie z. B. Cola und Limonaden (jeweils ca. 500 kcal/Liter) sollten Sie unbedingt meiden. Das Gleiche gilt für Fruchtsäfte und Nektare – übrigens enthalten auch ungezuckerte oder mit Süßstoff gesüßte noch viel Zucker. Bei Obstkonserven sollten Sie die Flüssigkeit immer wegschütten, ebenso ungünstig sind Sirup oder Mixgetränke.

Milch. Milch oder Molkegetränke sollten eher den Stellenwert einer Mahlzeit haben und nicht einfach zum Durstlöschen getrunken werden.

Alkohol. Wenn Sie Gewicht abnehmen wollen, sollten Sie sich beim Alkohol unbedingt zurückhalten. Versuchen Sie, alkoholfreie Tage einzulegen, und gönnen Sie sich nur hin und wieder ein Gläschen, das Sie dann ganz bewusst genießen.

Der Kaloriengehalt alkoholischer Getränke

1 kleines Glas (250 ml) Bier (Hell, Dunkel, Export, Weißbier, Alt, Kölsch)	115 kcal
1 kleines Glas (250 ml) alkoholfreies Bier	65 kcal
1 Glas (250 ml) halbtrockener/trockener Rotwein	200 kcal
1 Glas (125 ml) trockener Sekt	100 kcal
1 Glas (20 ml) Schnaps (Korn)	40 kcal
1 Glas (20 ml) Cognac, Himbeergeist oder Wodka	50 kcal

Empfehlenswert sind

Günstig und damit in beliebiger Menge erlaubt sind kalorienfreie oder -arme Getränke. Davon gibt es längst ein reichhaltiges Angebot. Geschmacklich sind mit Süßstoff gesüßte Getränke kaum noch von zuckerhaltigen zu unterscheiden. Gute Durstlöscher sind auch Kräuter- und Früchtetees, je nach Belieben süßstoffgesüßt. Genauso empfehlenswert ist Mineralwasser, das Sie auch mit einem Schuss Fruchtsaft

»aufpeppen« dürfen. Bei Bluthochdruck sollten Sie natriumarme = kochsalzarme Sorten vorziehen, d.h. weniger als 20–30 mg Natriumgehalt pro Liter. Auch bei kalorienfreien Diätlimonaden und Cola-Getränken können Sie nach Belieben zugreifen.

Kaffee und Tee. Kaffee, entweder schwarz oder mit wenig fettarmer bzw. fettreduzierter 2–5 %iger Kaffeesahne und am besten süßstoffgesüßt, ist unbedenklich. Vorsicht mit Koffein ist lediglich bei Herzrhythmusstörungen geboten. Auch schwarzen und grünen Tee können Sie nach Verträglichkeit genießen.

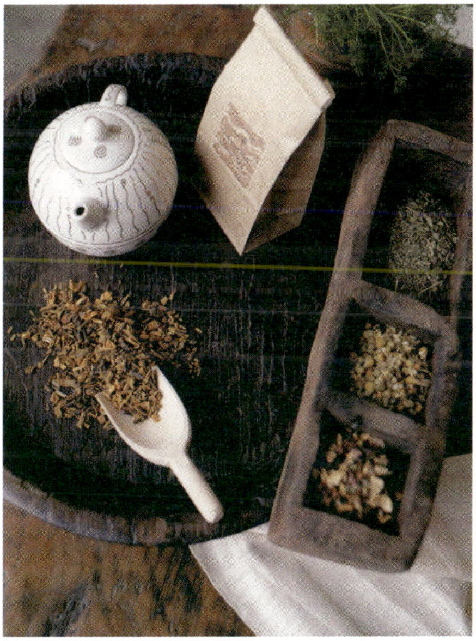

▲ Kräutertee ist als kalorienfreies Getränk sehr gut geeignet.

WISSEN

Leichter abnehmen mit Wasser trinken?

Wer Wasser trinkt, nimmt leichter ab, Wasser verbrennt gar Kalorien. Was ist dran an diesen Behauptungen? Tatsächlich verbraucht der Körper beim Trinken von 1 Glas (ca. 200 ml) Wasser etwa 20 kcal. Dies gilt vor allem für kaltes Leitungswasser, stilles und kohlensäurehaltiges Mineralwasser. Aber davon wird man sicher nicht schlank.

Die richtige Zubereitung der Speisen

Bevorzugen Sie pflanzliche Fette und Öle. Achten Sie auf eine fett- und kalorienarme Zubereitung. Über Eier, Fleisch, Wurst, Fisch und Milchprodukte nehmen wir mehr als genug tierische Fette zu uns. Deshalb sollten Sie als Koch- und Streichfett oder beim Salatanmachen unbedingt pflanzliche Sorten bevorzugen. Diese sind cholesterinfrei und reich an ungesättigten Fettsäuren, die vor Gefäßverkalkung schützen. Außerdem sind pflanzliche Fette und Öle unsere wichtigste Vitamin-E-Quelle.

Reich an mehrfach ungesättigten Fettsäuren:

- Distelöl, Sonnenblumenöl,

- Kürbiskernöl, Sojaöl,
- Maiskeimöl.

Besonders reich an einfach ungesättigten Fettsäuren:

- Olivenöl,
- Rapsöl.

Die einfach ungesättigten Fette gelten heute als besonders günstig für Gefäße und Stoffwechsel.

Verwenden Sie vorwiegend Raps- und Olivenöl. Zwischendurch können Sie auch mit anderen Sorten wie z. B. Maiskeimöl oder Sonnenblumenöl Abwechslung in die Küche bringen.

Welche Margarine? »Diät«-Margarine ist empfehlenswert. Denn viele Margarinesorten enthalten – ungünstigerweise – beträchtliche Mengen an gesättigten Fettsäuren. Eine »gute« Margarine sollte immer mindestens zur Hälfte aus mehrfach ungesättigten Fettsäuren bestehen. Dies wird praktisch nur von den »Diät«-Margarine-Sorten erfüllt. Im Zweifelsfall: Prozentanteil der mehrfach ungesättigten Fettsäuren beachten (ist nicht bei jeder Margarine, aber i. d. R. bei der »Diät«-Margarine vermerkt).

Vorsicht, nicht zu viel des Guten: Pflanzliche Fette und Öle enthalten genauso viele Kalorien wie tierisches Fett und können daher genauso dick machen. Deshalb sollten Sie auch mit pflanzlichen Fetten sehr sparsam umgehen. als Anhaltspunkt dienen z. B. folgende Mengen:

- 1–2 TL Öl zum Braten,
- 1–2 TL bis 1 EL Öl zum Salatanmachen,
- 1–(2) TL Margarine als Brotaufstrich.

WICHTIG

Achtung: Kokos- und Palmfett sind zwar pflanzliche Fette, haben aber nur einen geringen Anteil an mehrfach ungesättigten Fettsäuren und sind deshalb ungünstig.

Wählen Sie die richtige Zubereitungsart

☹ fettreich	☺ fettarm
frittieren	dämpfen
panieren	dünsten
in Öl einlegen	grillen
lange braten	kurz braten

Fettarm kochen leicht gemacht:

- Nehmen Sie zum Braten eine möglichst kleine Pfanne, dann kommen Sie mit geringen Fettmengen besser aus. In Spezialpfannen geht es sogar ohne Fett.
- Nahrungsmittel nur in heißem Fett zubereiten, so schließen sich die Poren schneller und es wird weniger Fett aufgenommen.

- Nach dem Zubereiten Haut oder Kruste wegschneiden, da sich hier das meiste Fett ansammelt.
- Dünsten Sie Gemüse oder Fisch schnell, fettfrei und vitaminschonend im Dampfkochtopf (mit speziellen Topfeinlagesieben). Auch einige Fleischgerichte lassen sich so zubereiten, wie z. B. Gulasch oder Hühnerfrikassee.
- Gemüse in eine heiße, beschichtete Pfanne ohne Fett geben, anrösten, bis es duftet, dann herunterschalten. Gebratenes Gemüse oder Bratkartoffeln sollten auf keinen Fall vor Fett triefen.
- Bei der Zubereitung von Salaten sollten Sie auf Öl weitgehend verzichten. Günstig ist stattdessen die Verwendung von Essig, Kräutern, Senf oder ein wenig fettarmem bzw. Magerjoghurt.
- Schöpfen Sie das Fett in Soßen oder Suppen einfach ab. Soßen oder Suppen kalt werden lassen, dadurch sammelt sich das Fett an der Oberfläche und kann mit dem Schaumlöffel oder speziellen Kännchen (gibt es im Haushaltswarenhandel) abgenommen oder abgegossen werden.

PRAXISTIPP

Rezepte für gesunde kalorienarme Soßen

Das gibt schmackhafte fett- und kalorienarme Soßen: kleine Mengen an fettarmer Milch ersetzen Sahne oder Crème fraîche; püriertes Gemüse oder ein kleines Stück Kartoffel machen die Soße sämig; Gemüsewürze, Essig, Kräuter, Süßstoff, Zitronensaft oder etwas Senf lassen das fehlende Fett vergessen.

1 Stückchen Sellerie
1 Karotte
¼ Lauch
kleinschneiden, dünsten und mit einem Mixstab pürieren,
mit etwas Gemüsebrühepulver, Salz,
1–2 Tropfen Essig und
2–3 Spritzer Kondensmilch abschmecken und noch mal pürieren.

1 EL Tomatenmark mit etwas Wasser verdünnen und leicht erhitzen,
mit 2–3 Spritzern Kondensmilch,
1–2 Tropfen Aceto balsamico,
etwas Zitronensaft,
½ 1 Zehe Knoblauch würzen und nochmals pürieren. Eventuell mit 1 TL Parmesankäse garnieren

3 Tomaten dünsten und durch ein Sieb passieren. Mit etwas Knoblauchpulver,
1–2 Tropfen Aceto balsamico und
2–3 Spritzer Kondensmilch verfeinern und pürieren. Zum Schluss großzügig fein gehacktes frisches Basilikum zugeben.

Weniger Salz und mehr Kräuter. Obwohl unser Körper bereits mit einigen Gramm Salz am Tag auskommt, essen wir meist wesentlich mehr, nämlich bis zu 15 g am Tag. Bei Bluthochdruck sollten Sie ganz besonders darauf achten, weniger Salz zu verwenden. Würzen Sie Ihre Speisen stattdessen großzügig mit Kräutern, ganz besonders mit frischen oder tiefgefrorenen. Auch püriertes Fruchtfleisch von Tomaten oder anderem aromareichem Gemüse oder gegrilltes Gemüse (z. B. Paprika) intensivieren den Geschmack Ihrer Speisen.

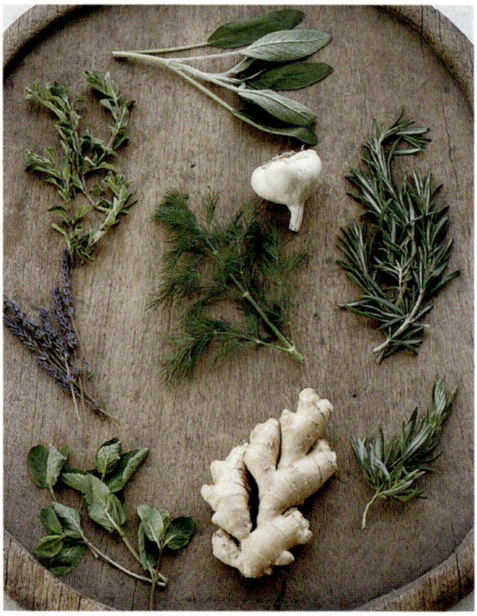

▲ Experimentieren Sie mit Kräutern. Ein gut sortierter Gemüsehändler hält ein breites Angebot bereit.

Wie Sie gesund genießen können

Um erfolgreich und langfristig Pfunde zu verlieren, sollten Sie zwar Ihre Ernährungsweise verändern – das heißt aber nicht, dass der Spaß am Essen zu kurz kommen darf. Es macht wenig Sinn, zu streng mit sich zu sein. Im folgenden Abschnitt beschreiben wir, wie Sie Gelüste auf Fleisch, Kuchen oder Süßes gesundheitsverträglich stillen können. Aber zunächst geht es um eine ausreichende Vitamin- und Mineralstoffversorgung.

So stimmt die Vitamin- und Mineralstoffversorgung

Vitamine sind lebensnotwendige Substanzen, die unser Körper nicht oder zumindest nicht in ausreichender Menge selbst herstellen kann. Daher ist eine gute Versorgung nur durch eine ausgewogene Ernährung garantiert.

Essen Sie ausgewogen und abwechslungsreich. Dies ist die beste Grundlage für eine ausreichende Vitamin- und Mineralstoffversorgung. Wenn Sie unsere Ratschläge zur gesunden Ernährung befolgen, dann brauchen Sie keine Vitamin- oder Mineralstoffpräparate – vorausgesetzt natürlich, Sie haben keine gravierenden Erkrankungen. Sie können bis zu etwa einem Drittel weniger essen, als Sie benötigen, ohne einen bedeutsamen Mangel an Vitaminen oder Mineralstoffen befürchten zu müssen. Dies bedeutet: nicht unter 1200–1500 kcal pro Tag je nach Alter und Ausgangsgewicht.

Fettlösliche und wasserlösliche Vitamine

fettlösliche	wasserlösliche
▪ Vitamin A = Retinol ▪ Betacarotin (eine der Vorstufen von Vitamin A) ▪ Vitamin D = Calciferol ▪ Vitamin E = Tocopherol ▪ Vitamin K = Phyllokinon	▪ Vitamin C = Ascorbinsäure ▪ B-Vitamine: – Vitamin B1 = Thiamin – Vitamin B2 = Riboflavin – Vitamin B6 = Pyridoxin – Vitamin B12 = Cobalamin ▪ Biotin ▪ Folsäure ▪ Niacin ▪ Pantothensäure

Reich an Vitaminen sind folgende Lebensmittel

(A) Betacarotin	Obst, Gemüse, pflanzliche Fette und Öle
Vitamin A	Fleisch, Leber, Eier, tiefgrüne und gelbe Gemüse
Vitamin D	Fleisch, Fisch, Eier, Leber, Milchprodukte
Vitamin E	pflanzliche Öle, Margarine, Gemüse
Vitamin K	Gemüse, Salat, Leber
Vitamin C	frisches Obst, Gemüse, Salat, Kartoffeln
B-Vitamine	Fleisch, Fisch, Eier, Milchprodukte, Vollkornerzeugnisse, Gemüse, Kartoffeln, Obst

Das schont Vitamine und Mineralstoffe:

- Lagern Sie Ihre Lebensmittel dunkel, lichtgeschützt und nur für kurze Zeit.
- Kein langes Wässern oder Kleinschneiden von Obst, Gemüse und Salat vor dem Waschen.
- Möglichst kurze Koch- und Garzeiten.
- Möglichst viel frische und naturbelassene Lebensmittel,
- Ein Teil Ihrer täglichen Obst-, Gemüse- und Salatration sollte roh gegessen werden.

Bei sehr knapper Kost evtl. Vitamin- und Mineralstoffpräparate. Anders sieht es allerdings bei sehr kalorienarmen Diäten aus mit weniger als 1200 kcal am Tag. Wenn Sie eine derartige Minimal-Diät länger als 3–4 Wochen einhalten, dann sind zusätzliche Vitamine und Mineralstoffe (etwa in Höhe Ihres Tagesbedarfs) zu empfehlen. Die Situation verschärft sich noch, wenn Sie radikale und einseitige Diäten durchführen. Bei Trennkost, Atkins-, Hollywood-Diät oder Heilfasten kann es auch schon bei geringerer Kalorienbeschränkung zu einem Mangel kommen.

Unsere Jodversorgung ist problematisch

Immer noch problematisch ist allerdings unsere Jodversorgung. Obwohl sich die Lage gebessert hat, sind wir von der empfohlenen Zufuhr noch ein gutes Stück weit entfernt. Jodiertes Speisesalz im Haushalt ist unerlässlich, aber damit ist Ihr Jodbedarf bei weitem nicht gedeckt. Wenn Sie regelmäßig Seefisch, Milchprodukte und mit Jodsalz gewürzte Brotwaren auf Ihrem Speisezettel haben, dann sieht es schon besser aus. Befriedigend wäre unsere Jodzufuhr aber erst, wenn Wurst, Käse, Brot und alle Fertigprodukte mit Jodsalz hergestellt würden. Das ist jedoch noch Zukunftsmusik. Kinder und Jugendliche im Wachstum, die Familienangehörige mit »Kröpfen« oder leichten Schilddrüsenvergrößerungen haben, sollten deshalb unbedingt Jodpräparate erhalten. Auch bei Schwangeren ist eine Einnahme von Jodpräparaten zu empfehlen.

Bei welchen Erkrankungen sind Vitamingaben sinnvoll?

Es gibt durchaus Situationen oder Krankheiten, die eine zusätzliche Vitamingabe erforderlich machen, z. B. Vitamin D für Babys im 1. Lebensjahr zur Rachitisprophylaxe, Folsäure für Schwangere und bei Kinderwunsch, fettlösliche Vitamine bei chronischer Bauchspeicheldrüsenentzündung oder Kalium und Magnesium bei Reizdarm mit häufigen oder länger anhaltenden Durchfällen. Wichtig ist, dass Sie Ihre persönliche Situation mit Ihrem Arzt besprechen.

Zu viel ist nicht immer nützlich, besonders von der Einnahme unkontrolliert großer Mengen raten wir Ihnen dringend ab. Bisher ist nicht bewiesen, dass eine hoch dosierte ungezielte Einnahme von Vitaminen oder Mineralstoffen – ohne dass zwingende Gründe vorliegen – gesundheitliche Vorteile bringt. Mitunter kann es auch zu gravierenden Nebenwirkungen kommen, ganz besonders bei einer zu hohen Einnahme von Vitamin A, Betacarotin, Vitamin D und B6. Vorsicht z. B. mit Kalziumeinnahme bei Nierensteinen und mit zusätzlichem Jod bei bestimmten Schilddrüsenkrankheiten.

PRAXISTIPP

Vitaminmangel bei Rauchern

Wer raucht, hat einen erhöhten Bedarf an Betacarotin, Vitamin A, E, C, B2 und B6. Unter Umständen können beim Abnehmen Vitaminpräparate sinnvoll sein – niedrig dosiert etwa in Höhe des Tagesbedarfs. Bitte keine Megadosen, diese sind wirkungslos, wenn nicht sogar schädlich!

Sie müssen auf Ihre Lieblingsspeisen nicht verzichten

Jeder, der hört, dass er seine Ernährung auf Dauer umstellen soll, hat verständlicherweise Angst davor, lieb gewonnene Essgewohnheiten bzw. Lieblingsspeisen aufgeben zu müssen. Essen ist aber mehr als bloße Nahrungsaufnahme und trägt auch entscheidend zu unserem seelischen Wohlbefinden bei. Deshalb macht es keinen Sinn, sich zu sehr unter Druck zu setzen und ganz auf seine Lieblingsspeisen zu verzichten. Das wäre auch unrealistisch und könnte wohl von kaum jemandem längere Zeit durchgehalten werden.

Kuchenliebhaber. Wenn Sie z. B. immer zum Nachmittagskaffee ein Stück Ku-

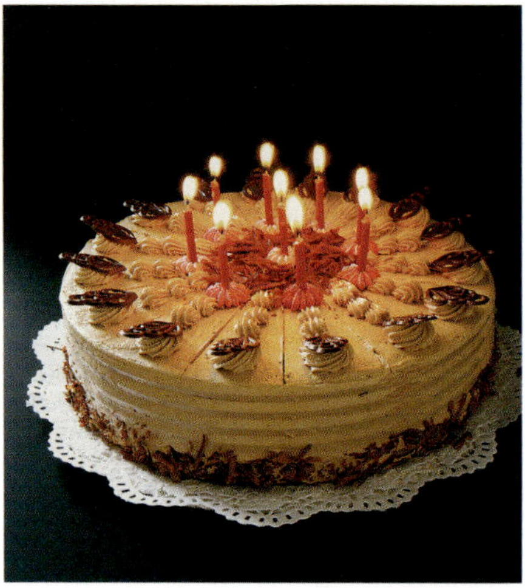

▲ Wenn Sie Sahnetorte über alles lieben, gönnen Sie sich doch ein Stückchen zu besonderen Gelegenheiten.

Günstige und ungünstige Backwaren

günstige fettärmere Backwaren ☺	ungünstige fettreiche Backwaren ☹
▮ Hefekuchen	▮ Torten
▮ Obstkuchen	▮ Sahnekuchen
▮ Biskuitteig	▮ Nusskuchen
▮ Käsekuchen mit Magerquark	

PRAXISTIPP

Rezept für kalorienarme Törtchen

Tipp: Backen Sie einen dünnen Boden aus Hefe oder Biskuitteig, schneiden Sie ihn in kleine Stücke (Rest sofort einfrieren). Belegen Sie ein Törtchen mit frischem Obst oder mit Früchten aus süßstoffgesüßter Konserve, verwenden Sie dabei keine oder nur wenig Gelatine (1–2 TL süßstoffgesüßt): Obenauf aber bitte Joghurt: 1 EL magerer oder fettarmer Joghurt kann prima die Sahne ersetzen.

chen gegessen haben und Ihnen diese Gewohnheit über alles geht, können Sie dies auch in Zukunft tun. Allerdings sollten Sie den Zucker durch Süßstoff ersetzen, sehr sparsam mit der Kondensmilch umgehen, nur ein kleines bzw. ein halbes Stück Kuchen nehmen und fette Torten z. B. durch ein Stück Obstkuchen ersetzen. Die zusätzlichen Kalorien können Sie entweder mittags (kleinere Portion) oder abends einsparen.

Ab und zu ist auch deftiges Fleisch erlaubt. Auch wer mehr auf deftige Fleischgerichte steht, muss dem nicht für immer abschwören. Es ist nur wichtig, dass Sie auf fettärmere und kleinere Portionen achten und dies vielleicht nur noch einmal pro Woche (statt 3–4-mal). Schweinebraten lässt sich auch aus einem mageren Schulterstück zubereiten: Haut, Kruste und sichtbares Fett entfernen und bei der Soße das Fett abschöpfen – so lassen sich überflüssige Kalorien einsparen, ohne dass es allzu sehr schmerzt. Damit bleiben der Genuss und die Freude am Essen erhalten. Je geringer Sie die Einschränkungen bei der Ernährungsumstellung empfinden, desto geringer ist auch die Gefahr, dass Sie über kurz oder lang aufgeben und in die alten, falschen Essgewohnheiten zurückfallen.

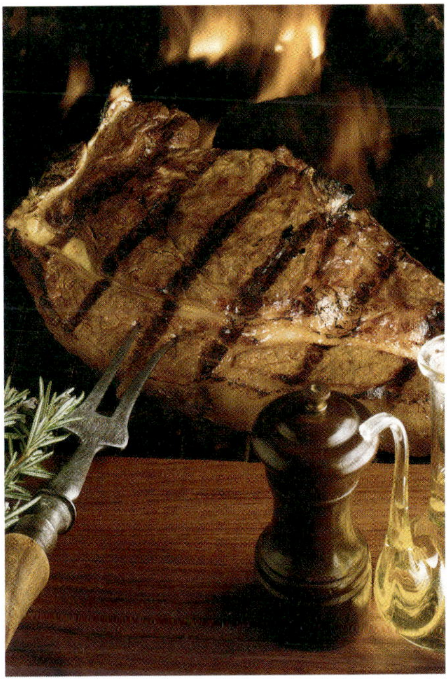

▲ Falls Ihnen beim Anblick eines saftigen Steaks das Wasser im Munde zusammenläuft, macht es keinen Sinn, sich diesen Genuss für immer verbieten zu wollen.

So stillen Sie Ihren Hunger auf Süßes

Süßstoffe sind künstlich hergestellte Substanzen mit süßem Geschmack, die nahezu kalorienfrei sind. Ihre Süßkraft ist wesentlich höher als die von normalem Zucker. Derzeit zugelassene Süßstoffe sind: Saccharin, Cyclamat, Aspartam, Acesulfam K, Sucralose, Neohespendin DC, Thaumatin und Acesulfam-Aspartam-Salz.

WICHTIG

Zum Backen oder für warme Süßspeisen sind Saccharin und Aspartam nicht geeignet, weil sie nicht hitzebeständig sind.

Süßstoffe sind zum Abnehmen günstig. Es wurde wiederholt berichtet, dass Süßstoffe hungrig machen sollen und manche Menschen dann sogar mehr essen als ohne Süßstoffe. Die meisten hierzu durchgeführten Studien konnten diesen Verdacht aber nicht erhärten. Auch für ein erhöhtes Krebsrisiko beim Menschen gibt es selbst bei reichlicher Verwendung von Süßstoffen keinen Anhaltspunkt. Süßstoffe sind nach wie vor sehr günstig und empfehlenswert, um bei süßen Speisen und Getränken Kalorien einzusparen.

Diätprodukte mit Zuckeraustauschstoffen (Fruktose = Fruchtzucker, Sorbit,

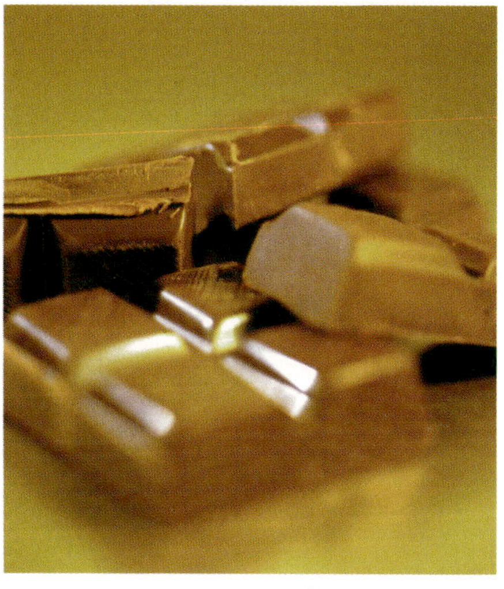

▲ Für unverbesserliche Naschkatzen gilt: Zelebrieren Sie Ihre Schoko-Pause mit einer möglichst kleinen Portion Schokolade und verstauen Sie den Rest der Tafel schnell wieder.

Mannit und Xylit) haben bei der Gewichtsabnahme keinen Vorteil gegenüber normalen Süßigkeiten, weil sie genauso kalorienreich sind und können in größeren Mengen sogar zu Durchfall und Blähungen führen.

Wenn Sie Appetit auf Süßes haben:

- Essen Sie etwas Obst.
- Essen Sie Magerjoghurt oder Magerquark (evt. mit 1 TL Kakaopulver) süßstoffgesüßt.
- Essen Sie Magerjoghurt mit Erdbeeren, Pfirsichen, Pflaumen, Mandarinen oder Orangen.
- Essen Sie eine Magerjoghurtspeise, z. B. mit Erdbeeren oder Orangen verquirlt, süßstoffgesüßt.
- Essen Sie statt einer »herzhaften« ab und zu eine süße Mahlzeit, z. B. kleine Portion Milchreis (mit Magermilch zubereitet) mit 1 gedünsteten Apfel.
- Essen Sie einen Bratapfel, aber ohne Fett, Rosinen oder Soße!
- Trinken Sie 1 Glas kalorienfreie süßstoffgesüßte Limonade oder Cola.
- Trinken Sie ein Glas Tee süßstoffgesüßt oder mit 1 Geleefrucht dazu.

Wenn alles nichts hilft, dann greifen Sie zu einer kleinen Portion Schokolade: Wählen Sie eine Sorte mit möglichst kleinen Stückchen oder zu dünnen Täfelchen, dann ist der Genuss länger.

Was ist von Fertig- und Light-Produkten zu halten?

Fertigprodukte und Tiefkühlkost sind in unserer schnelllebigen Zeit eine Selbstverständlichkeit.

Convenience-Produkte

In den Supermärkten gibt es ein riesiges Angebot für die schnelle Zubereitung, auch »Convenience-« oder »Bequemlichkeits-«Produkte genannt. Denn sie kommen den Bedürfnissen des Verbrauchers entgegen, seine Mahlzeiten ohne großen Aufwand zuzubereiten. Küchenfertige Gerichte wie z. B. Nudeln gehören ebenso dazu wie Kartoffelchips oder Fertigmenüs.

Auf vielen Packungen findet man zwar Angaben zu Nährstoffen und Zutaten. Da es aber keine umfassende Kennzeichnungspflicht für Lebensmittel gibt, bleibt der Kaloriengehalt oft im Dunkeln. Die Nährstoffzusammensetzung etlicher Fertigmenüs, auch der Vitamingehalt, ist durchaus günstig. Tiefkühlkost steht nach frischen Produkten gleich an zweiter Stelle, was Vitamin- und Nährstoffgehalt betrifft. Es gibt aber auch eine Reihe von Produkten, denen Fett und Stärke zugesetzt sind. Auch viele Fertigsaucen sind ausgesprochen fett- und zuckerreich oder enthalten viel Kochsalz.

- Convenience-Produkte sind durchaus akzeptabel, wenn es beim Kochen mal schnell gehen muss, sie sollten aber eher die Ausnahme als die Regel sein.

PRAXISTIPP

Was bringen Fettersatzstoffe zur Gewichtsabnahme?

Fettersatzstoffe haben fettähnliche Eigenschaften und lassen sich teilweise auch als Brotaufstrich verwenden. Sie enthalten kaum verwertbare Kalorien. So lassen sich Fettkalorien einsparen, ohne dass der Verbraucher auf sein »Butterbrot« verzichten muss. Solche Produkte wurden vor allem in den USA eingeführt, waren dort aber nicht übermäßig erfolgreich, wahrscheinlich wegen bestimmter Nebenwirkungen. In Deutschland haben sie jedoch keine größere Bedeutung erlangt.

Ob damit tatsächlich die Fettaufnahme gesenkt werden kann, ist umstritten. Wissenschaftler vermuten, dass der Körper die Täuschung erkennt und sich die ihm vorenthaltenen Kalorien anderweitig besorgt. Bis man den Nutzen der Fettersatzstoffe in der Behandlung des Übergewichts endgültig beurteilen kann, sollte man diesen Stoffen nicht zu viel zutrauen.

- Achten Sie auf Angaben zur Nährstoffzusammensetzung und verzichten Sie in Zweifelsfällen lieber.
- Nicht alle Produkte erfüllen die heutigen Anforderungen bezüglich Qualität und wünschenswerter Nährstoffzusammensetzung.

Light-Produkte

Jeder kennt sie und viele kaufen sie regelmäßig, die fett- bzw. kalorienreduzierten Lebensmittel. Diese so genannten Light-Produkte (engl. light = leicht) werden von den Herstellern gezielt zur Vermeidung von Übergewicht bzw. zur Gewichtsabnahme angepriesen. Tag für Tag locken die Lebensmittel in den Regalen mit »Du darfst« oder »Ohne Reue genießen«.

Light-Produkte sind jedoch mit Vorsicht zu genießen. Denn viele der angepriesenen Lebensmittel enthalten immer noch reichlich Kalorien. Es gibt sogar Light-Produkte, die man als ausgesprochen kalorienreich bezeichnen muss. Aus diesem Grund ist sehr umstritten, ob solche Produkte wirklich zu einer besseren Gewichtskontrolle beitragen. Im Grunde sind die meisten Light-Versionen überflüssig, weil das übliche Lebensmittelsortiment genügend fettarme Sorten, z. B. auch von Käse oder Wurst, anbietet.

So können Sie Ihr Essverhalten ändern

Setzen Sie jetzt all Ihr Wissen über »richtige Ernährung« in die Tat um, dann sind Sie auf dem besten Weg, erfolgreich abzunehmen. Falls es mit der Praxis noch nicht ganz klappt, gibt Ihnen unser kurzes »Selbstanalyse«-Programm den »gewissen Kick«, damit Sie es sicher schaffen. Manchmal sind bereits einfache psychologische Ratschläge und Tricks sehr wirkungsvoll.

Die meisten Programme bestehen im Wesentlichen aus drei Schritten:

- Analyse Ihres bisherigen Essverhaltens,
- Änderung Ihres Essverhaltens,
- Stabilisierung und Verstärkung Ihres neuen Essverhaltens.

Im Folgenden möchten wir Ihnen eine Hilfestellung geben, um Ihre »Fehler« zu erkennen und Ihr Verhalten zu verändern. Damit bekommen Sie sicher das eine oder andere Problem besser in den Griff.

Schritt 1: Erforschen Sie Ihr bisheriges Essverhalten

Wer kann schon genau sagen, was er so alles im Lauf des Tages zu sich nimmt. In der Erinnerung klaffen oft große Lücken und die Gesamtmenge wird gerne unterschätzt. Deshalb sollten Sie sich selbst beobachten, um herauszufinden, was, wie viel, wann und warum Sie essen. Oft werden dadurch auch Gewohnheiten aufgedeckt, derer man sich gar nicht bewusst ist. Unerlässlich ist dazu ein Essprotokoll (siehe Abb.), das Sie wenigstens einige Tage, besser ein bis zwei Wochen lang führen sollten.

Gehen Sie immer mal wieder in sich:

- Wann essen Sie und unter welchen Umständen? In Gesellschaft oder vor dem Fernseher?
- Warum essen Sie?
- Was verleitet Sie zum Essen, was hält Sie davon ab?
- Welche Gefühle und Gedanken haben Sie beim Essen?

WICHTIG

Man vergisst gerne, Getränke oder kleine Snacks zwischendurch zu zählen.

Meine persönliche Ernährung		Datum
Tageszeit	Essen und Getränke (einschließlich Mengenangabe)	Anlass, Stimmung

▲ Vordruck für ein Essprotokoll.

Schritt 2: So setzen Sie Ihre Vorsätze leichter um

Nach der Analyse des Essprotokolls erfolgt der nächste Schritt: Ändern Sie jetzt Ihr Essverhalten in der gewünschten Weise. Gehorchen Sie nur dem echten Hungergefühl und lassen Sie sich nicht zu sehr von äußeren Anlässen verführen!

Seien Sie auf der Hut, denn die Verführung lauert wirklich überall: Nicht nur die Pasteten im Delikatessladen, auch die Käsetheke im Supermarkt, der Nachtisch in der Kantine und der Kuchen bei der Einstandsparty, die Schokoriegel am Kiosk, die Bratwurst auf der Kirmes oder der Glühwein auf dem Weihnachtsmarkt, selbst zu Hause wartet ein gefüllter Kühlschrank auf uns – nirgends, aber auch nirgends sind wir wirklich vor Essbarem sicher.

Das Essverhalten vieler übergewichtiger Menschen wird durch Außenreize bestimmt. Deshalb sollten Sie unbedingt lernen, sich nicht mehr so leicht »rumkriegen« zu lassen. Mit folgenden Tipps sind Sie besser gegen kulinarische Verlockungen gewappnet.

Wie Sie Frust-Essen vermeiden

Nicht nur was unsere Augen erblicken, verführt uns zum Essen. Auch Depressionen, Stress, Frust in der Arbeit, Streit mit den Kindern oder Angst um den Partner verleiten viele zum Mehressen. Deshalb sollten Sie lernen, mit negativen Erlebnissen und Gefühlen richtig umzugehen.

PRAXISTIPP

Verbannen Sie Essen aus Ihrem Blickfeld

Lassen Sie sich in Ihren eigenen vier Wänden nicht auf Schritt und Tritt verführen:

- Nahrungsmittel oder Essensreste sollten nicht offen herumstehen, sondern aus Ihrem Blickfeld verbannt werden (Schrank, Keller, Schreibtisch).
- Stellen Sie keine vollen Schüsseln mit Speisen auf den Tisch, sondern nur so viel, wie Sie essen wollen.
- Lassen Sie Speisereste sofort im Kühlschrank oder in der Tiefkühltruhe verschwinden oder werfen Sie sie in den Mülleimer.
- Wenn Sie einen Kuchen backen, dann frieren Sie bis auf 1 Stück für Sie (bzw. den Familienbedarf) gleich alles ein.
- Verstauen Sie Verlockungen wie Chips und Süßigkeiten an schwer zugänglichen Stellen, z. B. ganz oben auf dem Küchenschrank oder im Keller.

PRAXISTIPP

Alternativen zum Frust-Essen

Greifen Sie nicht reflexartig zum Essen, sondern reagieren Sie sich auf andere Weise ab:

- Nehmen Sie (für kurze Zeit) ein Buch oder eine Zeitung zur Hand
- Betätigen Sie sich mit Basteln, Handarbeiten, Handwerken, kleineren Reparaturen oder Fotoeinkleben, das lenkt vom Essen ab und hilft, Stress abzubauen.
- Versuchen Sie, Dampf abzulassen, und sprechen Sie über Ihre Probleme.
- Ein gutes Ventil sind auch leichte und etwas monotone körperliche Aktivitäten wie Spazierengehen, Blumengießen, Gartenarbeit, Putzen oder Aufräumen.
- Auch die Musik ist hier sehr hilfreich: Hören Sie einige Ihrer Lieblingsstücke oder noch wirkungsvoller: musizieren Sie selbst, so können Sie sich manchen Ärger von der Seele spielen.
- Autogenes Training, Atemübungen, Yoga und Ähnliches sind ebenfalls sehr hilfreich.

Was Sie gegen Langeweile-Essen tun können

Auch Unterforderung, Langeweile und »zu viel freie Zeit« können den Appetit fördern.

- Suchen Sie sich Hobbys, die Sie ausfüllen.
- Suchen Sie den Kontakt zu anderen Menschen, auch Einsamkeit macht hungrig.
- Überlegen Sie sich vor dem Urlaub bzw. dem Wochenende, womit Sie sich beschäftigen könnten, um nicht zu sehr in Versuchung zu kommen.

Ihre richtige Ernährung beginnt beim Einkauf

Geschickt Einkaufen ist schon halb abgenommen! Wählen Sie nur günstige Nahrungsmittel, die in Ihren Speiseplan passen. »Verführerli« lassen Sie erst gar nicht ins Haus! Schreiben Sie vorher eine Einkaufsliste und überlegen Sie sich auch die Mengen genau. Halten Sie sich konsequent an diese Liste und lassen Sie sich nicht durch Sonder- oder Probierangebote »vom rechten Weg« abbringen.

Richtig einkaufen:

- Erledigen Sie Ihren Lebensmitteleinkauf möglichst nicht mit knurrendem Magen.
- Nehmen Sie zum Einkaufen nur so viel Geld mit, wie Sie in etwa benötigen.
- Horten Sie keine Vorräte, kaufen Sie nur das Nötigste für die nächsten Tage.

- Kaufen Sie »ungünstige« Lebensmittel erst gar nicht in größeren Mengen ein, dann kommen Sie zu Hause weniger in Versuchung.
- Wenn Sie sich einen Schokoriegel gönnen wollen, so kaufen Sie nur einen und keine Großpackung. Am besten laufen Sie für jeden einzelnen zum Kiosk, dann haben Sie auch noch Bewegung.

Unterscheiden Sie echten Hunger von Gelüsten

Statt auf äußere Essanlässe und Essreize zu reagieren, sollten Sie mehr auf Ihre inneren Gefühle wie Hunger und Sättigung achten. Wie aber unterscheiden, ob der echte, innere Hunger nagt oder ob bloß die Verführung von außen lockt? Das ist nicht immer einfach, aber mit ein wenig Übung können Sie Ihre Sensibilität trainieren. Wenn Sie z. B. kurz nach einer Hauptmahlzeit nach einem Eisbecher schielen, dann entspringt dieser Wunsch sicher keinem tiefen Hungergefühl. Typisch für den echten Hunger ist dagegen, dass man auch bereit ist, wenig verführerische Speisen zu essen, wie z. B. trockenes Brot, Kartoffeln oder Reis »ohne alles«.

Nicht nur einmal am Tag essen

Viele Menschen nehmen nur eine oder zwei Mahlzeiten am Tag ein und wundern sich, dass sie trotzdem Gewicht zunehmen. Tatsächlich wird bei seltener Nahrungsaufnahme der Appetit so stark, dass ein Überessen geradezu gefördert wird. Um ein übermächtiges Hungergefühl gar nicht erst aufkommen zu lassen, ist es günstiger, wenigstens dreimal am Tag eine Mahlzeit einzunehmen. Zu viele kleine Mahlzeiten erschweren das Abnehmen aber auch, weil zu kleine Mahlzeiten schlecht satt machen.

WISSEN

So überwinden Sie »falschen« Hunger

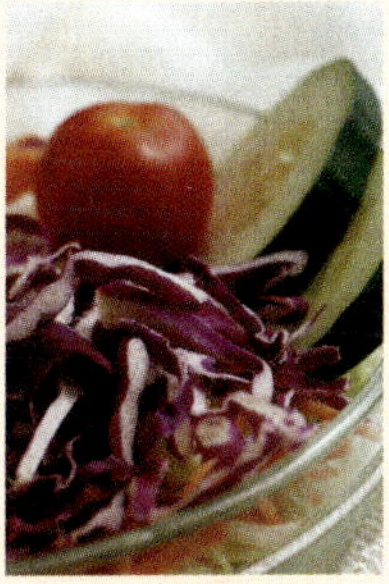

- Lenken Sie sich durch andere Tätigkeiten ab, z. B. anstehende Hausarbeiten, Musizieren, Spaziergänge etc.
- Knabbern Sie Rohkost, aber bitte »ohne alles«, also keine Soße oder Dressing.
- Kauen Sie auf einem Stück Brotrinde.
- Nehmen Sie einen Kaugummi oder trinken Sie ein Glas Mineralwasser oder Tee.

Deshalb müssen Sie lernen, mit dem echten Hungergefühl richtig umzugehen. Lassen Sie den Hunger nicht zu groß werden. Wenn Sie ihn lange unterdrücken und gar nichts essen, wird er schließlich so gewaltig, dass man leicht Riesenmengen in sich hineinstopft. Günstiger ist es, dem echten Hunger beizeiten etwas nachzugeben und ihn mit einer kleineren Menge an fettarmen und möglichst zuckerfreien Nahrungsmitteln zu befriedigen. Deshalb sollten Sie Ihre Haupt- und Zwischenmahlzeiten planen und nur zu den von Ihnen festgesetzten Zeiten essen.

PRAXISTIPP

Was tun, wenn der »echte« Hunger zu früh kommt?

- Bitte nicht zu einem Snack, Kuchen, Chips oder ähnlichen süßen/fetten Verführerli greifen.
- Wenn Sie kurz vor einer Hauptmahlzeit stehen, so verlegen Sie diese etwas vor.
- Essen Sie etwas Obst, fettarmen Joghurt oder Magerquark.
- Essen Sie eine halbe Scheibe trockenes Vollkornbrot und kauen Sie es intensiv.

Wie Sie Ihr Sättigungsgefühl fördern können

Es gibt verschiedene Möglichkeiten, das Sättigungsgefühl zu verstärken, z. B. langsam essen, ausgiebig kauen, die Speisen bewusst genießen, beim Essen kleine Pausen einlegen, in Gesellschaft essen. Übrigens: Sie kommen mit kleineren Portionen besser zurecht, wenn Sie sich ein wenig selbst überlisten, indem Sie nach dem Essen sofort aufstehen oder rasch eine andere Tätigkeit aufnehmen. Hier noch ein paar nützliche Tipps:

- Essen Sie nicht in Hast oder im Stehen, nehmen Sie sich Zeit.
- Schaffen Sie eine angenehme »Essatmosphäre«. Essen Sie langsam und kauen Sie intensiv. Genießen Sie jeden Bissen.
- Setzen Sie sich zum Essen an einen bestimmten Platz. Verlassen Sie den Tisch, sobald Sie mit dem Essen fertig sind.
- Servieren Sie die Speisen auf kleineren Tellern. Teilen Sie Ihre Essensportion in zwei Hälften, sodass Sie sich scheinbar eine zweite Portion genehmigen können.
- Legen Sie Ihr Besteck zwischen den Bissen nieder. Machen Sie während des Essens eine kurze Pause und unterhalten Sie sich mit anderen.
- Lassen Sie immer einen kleinen Speiserest auf Ihrem Teller liegen.
- Essen Sie auf keinen Fall den Teller leer, wenn Sie keinen Hunger mehr haben oder wenn es Ihnen nicht mehr schmeckt. Auch bei Einladungen oder im Restaurant ist dies durchaus »salonfähig«.
- Kombinieren Sie Essen nicht mit anderen Tätigkeiten wie z. B. Fernsehen, Lesen, Lernen, Arbeiten.

Schritt 3: Stabilisieren Sie Ihr neues Essverhalten

Nur nicht locker lassen – verankern Sie Ihr neues Essverhalten fest in Ihrem Leben. Lassen Sie sich nicht von negativen Gedanken verunsichern, die sich häufiger in unseren Alltag einschleichen, als wir das wollen. Führen Sie sich immer wieder vor Augen, dass Sie Ihr Leben positiv gestalten wollen. Und dazu gehört eben auch, beim Essen konsequent zu bleiben und sich weniger »gehen zu lassen«.

PRAXISTIPP

Kein Schwarz-Weiß-Denken

Auch Schwarz-Weiß-Denken lähmt die Erfolgsaussichten unnötig: Niemand kann 100 %ig seinen Tages- bzw. Wochenplan einhalten. Wer sein Ziel zu 90 % erreicht, hat bereits einen beachtlichen Erfolg erzielt. Es wäre übertriebener Ehrgeiz, einzelne Ausrutscher gleich als kompletten Misserfolg zu werten. Selbst wenn Sie statt der erhofften 15 kg nur 10 abgenommen haben, ist das schon sehr gut. Wichtig ist, dass man sich bereits an kleinen Erfolgen freut und diese kleinen Siege auch genießt.

Belohnen motiviert

Sie fördern Ihr Durchhaltevermögen, wenn Sie sich regelmäßig belohnen: z. B. mit Blumen, einem Buch oder einer schönen Kleinigkeit, wenn Sie die Ernährungsumstellung für zwei Wochen geschafft haben. Größere Etappensiege verdienen dann vielleicht einen neuen Pullover oder einen Kino- bzw. Konzertbesuch.

Positive Vorstellung

Positive Bilder können mehr als Worte bewirken. Stellen Sie sich vor, wie Sie wesentlich schlanker sind und Ihr Essverhalten im Griff haben, wie Sie regelmäßig Sport treiben und Spaß am Fahrradfahren oder Schwimmen haben. Sehen Sie vor Ihrem geistigen Auge, dass die anderen Sie bewundern, weil Sie schlanker sind und sich flotter kleiden. Mit dieser Taktik können Sie Ihre Motivation immer wieder neu stärken. Solche Ansätze sind enorm nützlich, um den Langzeiterfolg zu stabilisieren.

Verhaltenstipps für Lokalbesuche, Einladungen und Partys

Gerade in Lokalen haben Sie die Möglichkeit, durch gezielte Bestellungen die Weichen etwas zu stellen. Sie können die Mengen bestimmen und bestimmte Zutaten ausklammern. Machen Sie reichlich Gebrauch davon und lassen Sie alles weg, was ungünstig für Sie ist. Auch bei Partys oder Einladungen sollten Sie unbedingt Wert auf Ihre »Essmarotten« legen. Erklären Sie bei

PRAXISTIPP

So steigern Sie Ihr Selbstwertgefühl

- Pflegen Sie Ihre äußere Erscheinung (z. B. Friseurbesuch, Kosmetikberatung, vorteilhafte Kleidung).
- Halten Sie sich Ihre beruflichen Leistungen vor Augen.
- Loben Sie sich für das, was Sie für Ihre Familie, Freunde, nächste Umgebung tun.
- Seien Sie stolz auf Ihre Fähigkeiten und fördern Sie diese.
- Pflegen Sie Ihre Hobbys und verstecken Sie sich damit nicht vor Ihrer Umwelt.
- Zeigen Sie Ihren Mitmenschen Ihre Fähigkeiten und Stärken, ohne damit aufdringlich zu sein.

Rückfragen, warum Sie das tun, und Sie werden sehen, dass man Ihnen Verständnis entgegenbringt.

- Entfernen Sie sichtbares Fett, nehmen Sie keine zusätzlich angebotene Butter oder Margarine und nur wenig fette Soße. Lassen Sie bei großen Portionen grundsätzlich einen größeren Rest auf Ihrem Teller stehen.
- Falls es Vor- und Nachspeise sein muss, dann wählen Sie vorher Salat mit sehr wenig Dressing und nachher Obst.
- Grundsätzlich sollten Sie eisern fast nur Kalorien- und Fettarmes essen, nur die Hälfte oder ein Drittel der Portion verzehren, extra kleine Portionen bestellen, Brot oder Brötchen dünn bestreichen, Salaten und Obst als Vor- und Nachspeise den Vorzug geben, Fettreicheres erst zu essen beginnen, wenn Sie ohnehin schon fast satt sind.
- Lassen Sie nach dem Essen sofort abservieren bzw. stellen Sie Ihren Teller rasch beiseite und wenden Sie sich anderen Tätigkeiten wie Gesprächen mit Tischnachbarn oder Tanzen zu.

Wenn Sie therapeutische Unterstützung brauchen

Verhaltenstherapeutische Methoden zur besseren Gewichtsabnahme können Sie sowohl in Form von Einzel- als auch Gruppenbehandlungen nutzen. Was Sie vorziehen, ist letztlich Ihre persönliche Entscheidung. Erkundigen Sie sich aber an kompetenter Stelle (z. B. bei Ihrer Krankenkasse oder Ihrem Arzt), ob und wo es in Ihrer Nähe solche Einrichtungen gibt.

Einzelsitzungen

Einzelberatungen haben den Vorteil, dass besser auf Ihre spezielle Situation eingegangen und die Behandlung mehr auf Sie abgestimmt werden kann. Von Nachteil ist allerdings, dass kein Erfahrungsaustausch mit Gleichgesinnten stattfindet. Es fehlt das »Gruppenecho«.

Gruppensitzungen

In Gruppensitzungen wird der Einzelne durch die anderen Gruppenteilnehmer zusätzlich motiviert, darin liegt der Hauptvorteil. Ein gewisser Gruppendruck und Erfolgszwang wirkt sich oft positiv aus. Man kann an Vorbildern lernen und Erfahrungen austauschen. Auf der anderen Seite kommen individuelle Besonderheiten und Bedürfnisse leicht zu kurz, vor allem wenn ein Teilnehmer sich nicht zu Wort meldet oder sich kein Gehör verschaffen kann. Mitunter entwickelt sich auch eine ungünstige Gruppendynamik, z. B. wenn ein Mitglied von der Gruppe abgelehnt oder als Sündenbock behandelt wird. Manchen Menschen behagt der enge, manchmal fast aufdringliche Kontakt in solchen Gruppen überhaupt nicht, sodass sie daran besser nicht teilnehmen sollten. Der Erfolg hängt besonders vom Geschick der Gruppenleitung ab.

Mehr körperliche Bewegung – leicht gemacht

Körperliche Bewegung ist ganz entscheidend, wenn Sie abnehmen und Ihr Gewicht danach stabil halten wollen. Wir bewegen uns alle viel zu wenig. Wahrscheinlich können Sie die ermahnenden Worte Ihres Hausarztes schon nicht mehr hören: »Bewegen Sie sich doch mehr.« Im Prinzip hätte man ja auch gar nichts dagegen, wäre es doch nicht so schwer, sich immer wieder dazu aufzuraffen. Und ist das überhaupt gut für meine Gesundheit, wenn ich mich so anstrenge? Und bekomme ich vom Sport nicht erst recht Hunger?

▶ Kommen Sie in Schwung! Wir helfen Ihnen, Ihren inneren Schweinehund zu überwinden.

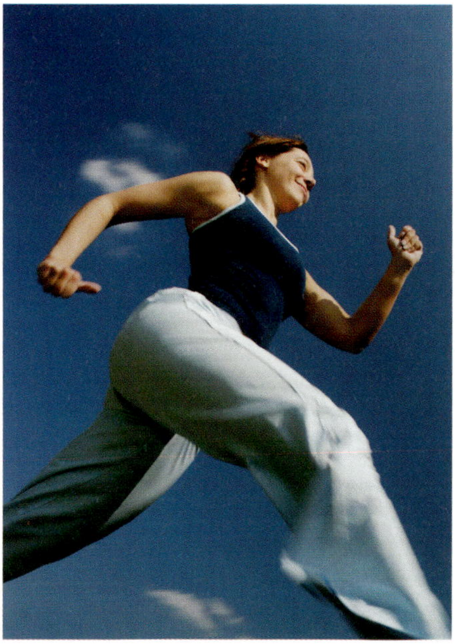

Warum Bewegung so wichtig fürs Abnehmen ist

Um es gleich vorwegzunehmen: Es reicht nicht aus, nur Ihre Ernährung und Ihr Essverhalten zu korrigieren – der durchschlagende Erfolg stellt sich erst ein, wenn Sie sich mehr bewegen. Körperliche Bewegung fördert Ihre Gesundheit und Ihr seelisches Wohlbefinden. Wer übergewichtig ist und sich regelmäßig körperlich betätigt, der lebt länger und hat ein geringeres gesundheitliches Risiko als ein Bewegungsmuffel mit gleichem BMI.

Vorbeugung gegen Muskelschwund

Bei jeder Gewichtsabnahme geht außer dem Körperfett auch Muskelmasse verloren. Je mehr Muskulatur Sie besitzen, desto größer ist auch Ihr Energieverbrauch, egal ob Sie Sport treiben oder nur entspannt auf der Couch liegen. Daher sollten Sie beim Abnehmen immer bestrebt sein, möglichst wenig an Muskelmasse einzubüßen.

WICHTIG

Körperliche Bewegung wirkt dem Muskelschwund beim Abnehmen entgegen und hält so Ihren Energieverbrauch hoch.

Je aktiver Sie körperlich sind – sei es im Alltag oder durch Sport und Gymnastik –, desto kräftiger wird Ihre Muskulatur. Sie müssen nicht gleich zum Bodybuilder werden; es geht nicht nur darum, Muskeln aufzubauen, sondern auch darum, sie zu erhalten.

Ein Aufbau der Muskulatur erfolgt vor allem durch isometrische Muskelbeanspruchung, also durch Anspannen der Muskeln. Dies ist bei einigen Sportarten wie dem Bodybuilding oder Gewichtheben besonders ausgeprägt, aber auch gymnastische Übungen oder Yogastellungen wirken muskelaufbauend. Ausdauersportarten mit gleichmäßiger Muskelbelastung wie Schnellgehen (Walking), Joggen oder Radfahren fördern dagegen mehr den Erhalt der Muskulatur.

WICHTIG

Wer also beim Abnehmen ein gewisses »Trainingsprogramm« absolviert, behält mehr Muskelmasse als ein Nichttrainierter. Der Trainierte kann aus diesem Grund leichter an Gewicht abnehmen und sein Gewicht auch leichter halten als der Untrainierte.

Den Energieverbrauch steigern

Bei körperlicher Betätigung verbrennt unser Organismus zusätzliche Kalorien. Der erhöhte Energieverbrauch hält sogar nach beendigter Aktivität noch etwas an. Durch mehr Bewegung können wir unseren Energieverbrauch fast beliebig steigern. So verbrennt ein Hochleistungssportler ohne weiteres 1500–3000 kcal bei seinem täglichen Training, während ein Mensch, der sich wenig bewegt, dafür nur etwa 300 kcal verbraucht. In früheren Zeiten, als die Menschen hauptsächlich von ihrer Hände Arbeit lebten, war es praktisch unmöglich, dick zu werden. Denn durch die schwere körperliche Anstrengung war der Energieverbrauch deutlich höher als heute.

Ein trainierter Muskel verbrennt mehr Fett. Ein trainierter Muskel kann Fett besser verbrennen als ein untrainierter. Deshalb steigert Bewegung den Fettabbau im Körper zusätzlich. Um diesen Effekt wirkungsvoll auszunutzen, sollte man sich allerdings 5–7-mal pro Woche körperlich betätigen.

WICHTIG

Keine zusätzlichen Kalorien – fest oder flüssig – nur weil Sie Freizeitsport betreiben. Sonst nehmen Sie nicht ausreichend ab.

Der für »Freizeitsport« benötigte Kalorienverbrauch wird gerne überschätzt. Wenn Sie beispielsweise eine Stunde Tennis spielen, dann schlägt das – je nach Temperament und Einsatz – nur mit 300 bis 600 kcal zu Buche. Aber man darf den Langzeiteffekt nicht vergessen: Bei zwei Stunden Tennis in der Woche summiert sich das in einem Jahr zu mindestens 30 000 kcal, was etwa 4 kg Fettgewebe entspricht. Selbst wenn Sie täglich bloß vier Stockwerke hochlaufen, kostet Sie das pro Jahr knapp 6000 kcal oder den Energiegehalt von fast 1 kg Fettgewebe.

PRAXISTIPP

Viel Bewegung und dafür essen, was Sie wollen?

Könnte man nicht einfach den ganzen Essenskram vergessen und lediglich mehr Sport treiben? Prinzipiell funktioniert das, aber Ihr sportlicher Einsatz wäre dann schon gigantisch. Sie müssten nämlich jeden Tag mindestens zwei Stunden richtig aktiv sein, wenn Sie allein durch Bewegungssteigerung abnehmen wollten. Für die meisten Menschen ist das aber praktisch undurchführbar. Deshalb nehmen Sie in der Regel nur dann erfolgreich ab, wenn Sie auch auf Ihre Ernährung achten.

Bewegung stählt Ihre Gesundheit

Wenn Sie sich regelmäßig körperlich bewegen, dann wirkt sich das auf Ihre Gesundheit durchweg positiv aus. Moderne Forschungsergebnisse zeigen immer deutlicher, dass körperlich aktive Menschen gesünder sind, weniger Wohlstandserkrankungen wie Herzinfarkt oder Diabetes haben und sogar länger leben als Bewegungsmuffel. Selbst wenn Sie übergewichtig sind, haben Sie bei sonst gleicher Risikokonstellation als Sportler die besseren Karten.

So fördert stetes Training Ihre Gesundheit:

- Ausgleichende Wirkung auf den Blutdruck: niedrige Werte werden angehoben, hohe dagegen gesenkt.
- Das Gesamtcholesterin verringert sich, aber der »gute, gefäßschützende« HDL-Anteil steigt deutlich an.
- Triglyzeride sind bei Sportlern niedriger als bei Nichtsportlern.
- Bei Zuckerkranken verbessert sich der Stoffwechsel, weil die Körperzellen wieder empfindlicher auf Insulin reagieren.

- Ein gewisser Schutz vor der koronaren Herzerkrankung, der Herzmuskel wird kräftiger, der Herzschlag langsamer.
- Die Lunge wird besser durchlüftet und kann mehr Sauerstoff aufnehmen.
- Unsere Abwehrkraft steigt, Erkältungen werden seltener und können uns weniger anhaben.

Bewegung ist Balsam für Ihre Psyche

Sich regen bringt Segen – das gilt auch für Ihr seelisches Gleichgewicht. Viele Menschen entwickeln ein besseres Körpergefühl, fühlen sich leichter, sicherer und rundum wohler. Körperliche Aktivität stärkt auch Ihr Selbstbewusstsein und dient als wichtiges Ventil für den Alltags-Stress. Spannungen werden abgebaut und so mancher Ärger löst sich bei einem Spaziergang oder beim Hausputz einfach in Luft auf: Lassen Sie doch mal Dampf ab, ob mit dem Tennisschläger, dem Fußball oder mit der Gartenschaufel. Körperliche Betätigung kann sogar Angst und Depressionen verringern. Aber tun Sie nicht zu viel des Guten und überfordern Sie sich nicht, sonst kann die positive Wirkung leicht ins Gegenteil umschlagen.

WISSEN

Sport als Ausgleich in jeder Hinsicht

Erst die Stressreaktion macht es möglich: bei drohender Gefahr schnell wegzulaufen oder sich mit aller Kraft zu verteidigen. Als unsere Vorfahren noch Tiere jagten, Äcker pflügten und gegen Feinde kämpften, da entschied eine schnelle und hohe Ausschüttung von Stresshormonen oft über Leben und Tod. Wenn der Computer abstürzt oder wir in einen heftigen Streit geraten, reagieren wir auch heute noch genauso wie in der Steinzeit – nur nützen uns Adrenalin, Cortison und Fettsäuren dabei nicht mehr viel. Denn es fehlt der schnelle Sprint oder der Kampf mit einem wilden Tier, um die Stresshormone abzubauen und unseren Stoffwechsel wieder zu normalisieren. Hier erfüllt der Sport eine wichtige Funktion, um den Körper zu entspannen und das innere Gleichgewicht zurückzugewinnen.

Bringen Sie Ihren Alltag in Schwung

Vielleicht haben Sie die Gattung der ehrgeizigen Bewegungsfanatiker schon immer mit Skepsis beäugt, aber Sie brauchen ja auch nicht gleich zu übertreiben. Bringen Sie einfach mehr Bewegung in Ihren Alltag. Dazu muss man nicht unbedingt eine Sportart ausüben, auch für Sportmuffel bieten sich genug »sanfte« Gelegenheiten.

- Verzichten Sie fortan auf alle Lifte und Rolltreppen und erklimmen Sie jede Treppe aus eigener Kraft.
- Gehen Sie zu Fuß, sooft Sie können.
- Gehen Sie auf Schusters Rappen in die Arbeit oder wenigstens nach Hause. Wenn der Weg zu lang ist, steigen Sie ein paar Stationen eher aus und legen Sie die restliche Strecke zu Fuß zurück.
- Machen Sie Erledigungen mit dem Fahrrad statt mit dem Auto.
- Bringen Sie Bewegung in Ihre Freizeit: Treffen Sie sich nicht nur zum Essen oder Kaffeetrinken, sondern animieren Sie Ihre Freunde zu Spaziergängen oder treiben Sie gemeinsam Sport.
- Weichen Sie keiner anstrengenden Alltagspflicht wie Putzen, Kehren oder Gartenarbeit aus. »Drücken« dürfen Sie sich eher bei sitzenden Tätigkeiten wie Bügeln oder Büroabrechnungen.
- Statt beim abendlichen Fernsehprogramm nach Chips oder Schokolade zu schielen, machen Sie ab sofort leichte gymnastische Übungen, gehen für 10–15 min auf den Stepper oder fahren für 15–30 min auf dem Heimtrainer Fahrrad.

Eltern-Special. Auch für stressgeplagte Eltern mit gering bemessener Freizeit bieten sich unzählige Möglichkeiten: Ermuntern Sie Ihre Kinder zu Bewegungsspielen wie Fußball, Fangen, Rollschuhlaufen und machen Sie selbst dabei mit. Hinter einem Kinderwagen oder neben einem Kinderfahrrad kann

PRAXISTIPP

Übungen im Alltag

- Spannen Sie Ihre Gesäßmuskeln an, halten Sie die Spannung für 10–20 sec, dann entspannen und wiederholen
- Stellen Sie sich auf Ihre Fersen und wippen Sie auf Ihre Fußspitzen und zurück.
- Pressen Sie Ihre Handflächen vor der Brust gegeneinander, bis zu 30 sec. halten, dann entspannen und wiederholen.

Am Schreibtisch:

- Bein strecken und Fußkreisen 10 x links, 10 x rechts, 2 x wiederholen.
- Bein strecken, Fuß auf und abbewegen, 20–30 x.
- Schulterkreisen, Arme liegen locker im Schoß, 20 x nach vorne und 20 x nach hinten.
- Arme strecken, in Schulterhöhe bringen und kreisen, 5–10 x nach vorne und dann nach hinten.
- Arme über den Kopf, Hände umspannen ein imaginäres Seil, das Sie in Ihren Schoß ziehen.

man ganz gut joggen. Besuche am Spielplatz lassen sich durch Gymnastik oder Laufen auf der Stelle aktiver gestalten.

Für geistig Arbeitende und Geschäftsreisende. Wenn Sie viel Wartezeit auf Bahnhöfen und Flughäfen verbringen müssen, dann bleiben Sie in Bewegung: Flanieren Sie zwischen Geschäften, telefonieren Sie im Gehen oder Stehen, drehen Sie eine Extrarunde zum nächsten Terminal, machen Sie für 5 Minuten Kniebeugen oder diskrete isometrische Übungen. Wann immer Ihnen die Zeit dazu bleibt, gehen Sie – zumindest ein Stück des Wegs – zu einem Geschäftsessen, machen Sie einen flotten Mittag- oder Abendspaziergang oder nutzen Sie den Fitnessbereich Ihres Hotels. Denken Sie daran, dass körperliche Anstrengung auch die Erholungsfähigkeit Ihres Körpers verbessert.

Wie viel körperliche Bewegung ist notwendig?

Einmal im Monat 2 Stunden schwimmen gehen und die übrige Zeit ein »Couch-Potato«, das bringt nichts. Damit Sie einen nachweisbaren Effekt verspüren, ist ein bestimmtes Minimum vonnöten – und zwar regelmäßig. Sie sollten Ihren Kreislauf wenigstens 3–5-mal pro Woche für mindestens 30 Minuten in Schwung bringen.

Um einen Trainingseffekt zu erlangen, muss Ihr Herz schon etwas schneller schlagen als in Ruhe auf der Couch. Andererseits sollten Sie sich nicht so verausgaben, dass Ihre Herzfrequenz ständig über den Wert »180 – Lebensalter« ansteigt. Kurzfristig können Sie sich auch einmal stärker belasten, aber Sie sollten nicht immer bis an die Grenze Ihrer Leistungsfähigkeit gehen. Wenn Sie bei Ihrem regelmäßigen Programm

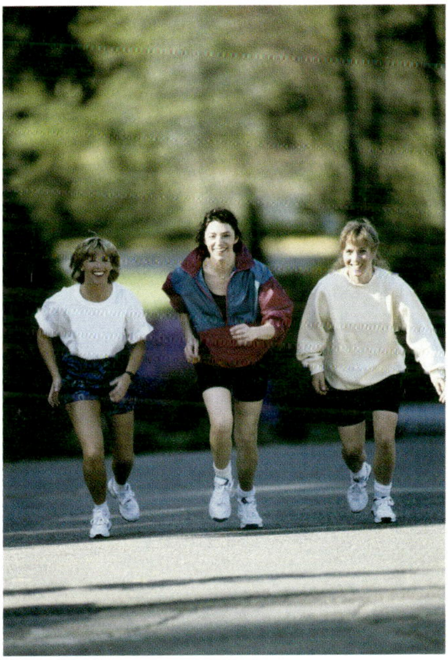

▲ Suchen Sie sich Trainingspartner, um sich gegenseitig zu motivieren.

PRAXISTIPP

Wie stark anstrengen?

- Ein gutes Maß für Ihre Anstrengung ist die Herzfrequenz, d. h. die Zahl der Herzschläge pro Minute.
- Am einfachsten messen Sie dazu Ihren Pulsschlag am Handgelenk.
- Ihre Herzfrequenz sollte nicht über dem Wert »180 – Lebensalter« liegen. Bei einem 50-Jährigen sollte der Puls also höchstens 180–50 = 130 Schläge pro Minute betragen.

60 % Ihres Leistungsvermögens einsetzen, so reicht dies vollauf. Um einen guten Trainingseffekt zu erzielen, genügt eine durchschnittliche Herzfrequenz von 100 bis 120 Schlägen/Minute.

Überfordern Sie sich vor allem am Anfang nicht. Beginnen Sie mit einer Leistung, einem Tempo, das Sie leicht bewältigen können. Ein gutes Trainingsmaß haben Sie erreicht, wenn Sie sich dabei gerade noch unterhalten können, ohne dass Ihnen die Puste ausgeht. Auch bei leichter Belastung zeigt unser Körper einen guten Wirkungsgrad für die Verbrennung von Fett.

Langsam beginnen

- Wenn Sie bisher noch keinen Sport getrieben haben, dann beginnen Sie die ersten 4–6 Wochen während der Gewichtsabnahme mit Walking. Dann langsames Steigern (z. B. 1–2-mal Woche 30 min Sport) der körperlichen Leistung.
- Wenn Sie schon zu den Sportlern gehören, dann machen Sie während der ersten 4–6 Wochen ein für Ihre Verhältnisse gemächliches bis normales Programm, überfordern Sie sich aber keinesfalls.

Welche Sportarten sind besonders geeignet?

Die Auswahl der richtigen Sportart wird umso wichtiger, je stärker Ihr Übergewicht ist und je älter Sie sind. Da Ihre Gelenke bereits durch das Übergewicht stark belastet sind, sollten Sie sich bei Aktivitäten zurückhalten, die Ihre Gelenke sehr beanspruchen, wie z. B. Joggen auf asphaltierten Wegen oder Skifahren. Günstiger sind hier z. B. Schwimmen, Fahrradfahren und schnelles Gehen. Vorsicht ist auch geboten bei Sportarten, die eine hohe Beweglichkeit verlangen bzw. ein hohes Verletzungsrisiko mit sich bringen, wie z. B. Squash oder Klettern.

Günstige Sportarten bei starkem Übergewicht

- Walking,
- Nordic walking,

- Schwimmen,
- Stand-Fahrrad (»Heimtrainer«).

Schwimmen. Eine Sportart, die sich auch bei starkem Übergewicht gut ausüben lässt, ist das Schwimmen. Da das Körpergewicht durch den Auftrieb im Wasser sozusagen weniger wird, werden die Gelenke kaum belastet. Außerdem verliert man hier noch »unmerklich« Kalorien, um die Körpertemperatur durch zusätzliche Wärmebildung konstant zu halten.

Fahrradfahren. Auch Fahrradfahren ist sehr zu empfehlen, denn es schont die Gelenke, obwohl viele Muskeln bewegt werden, und es erfordert keinen großen Aufwand. Allerdings haben stark Übergewichtige mitunter Schwierigkeiten, weil die Körperfülle Gleichgewicht und Koordination behindert. In diesem Fall wäre ein Heimtrainer zu Hause die Lösung, weil hier das Körpergewicht kaum zum Tragen kommt. Wenn Sie dann ein wenig abgenommen haben, können Sie vielleicht auf normales Fahrradfahren umsteigen.

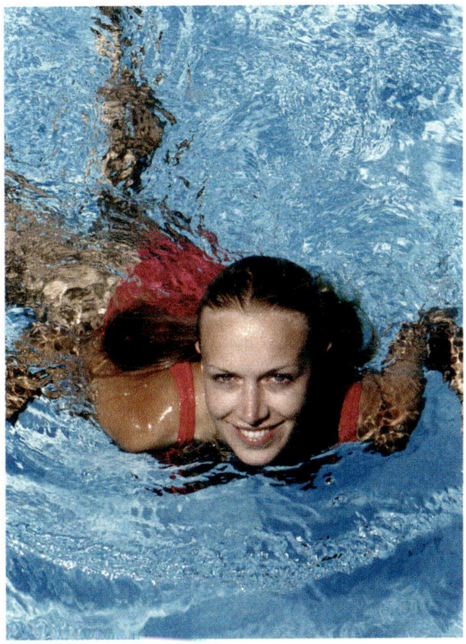

▲ Im Wasser können Sie besonders gelenkschonend trainieren.

PRAXISTIPP

So bringen Sie sich leichter auf Trab

- Führen Sie ein Bewegungs-Tagebuch.
- Planen Sie Ihre körperliche Bewegung (wenigstens 3-mal pro Woche).
- Verknüpfen Sie die Bewegung mit angenehmen Gedanken oder Fantasien.
- Manchmal lässt sich beim Sport auch gut über einen Vorgang oder ein Problem nachdenken.
- Bewegung ist keine vertane Zeit.

Dauerlaufen. Jogging bzw. Dauerlaufen ist ebenfalls leicht und überall möglich. Unbedingt notwendig sind aber gute, den Bodenverhältnissen angepasste Schuhe. Naturbelassene Park- und Waldwege sind besser geeignet als asphaltierte oder gepflasterte Wege, da sie die Gelenke weniger strapazieren. Bei stärkeren Gelenk- oder Wirbelsäulenbeschwerden oder bereits bekannten Gelenkschäden ist Vorsicht geboten. Sie sollten hier vor Trainingsbeginn mit Ihrem Arzt sprechen.

Wandern. Günstig ist auch das Bergwandern, weil der Kalorienverbrauch höher und der Trainingseffekt besser ist. Allerdings strapaziert das Abwärtsgehen Ihre Gelenke: Gehen Sie langsam und verwenden Sie Stöcke, die das Körpergewicht teilweise auffangen. Aber auch Tennisspielen, Skilanglauf oder Gymnastik – egal ob zu Hause oder im Fitness-Studio – sind günstig.

Walking. Sehr wirkungsvoll – und auch für stark Übergewichtige gut geeignet – ist das schnelle Gehen (Walking). Es ist zudem überall, bei jedem Wetter und zum Nulltarif möglich. Bei ausreichendem Tempo (5–8 km pro Stunde) ist es eine sehr wirkungsvolle Aktivität, die sich in jeden Tagesablauf problemlos einplanen lässt. Sie sollten sich schon bemühen, möglichst zügig zu gehen, aber auch langsameres Gehen ist besser als gar keine Bewegung.

Wie hoch ist der Kalorienverbrauch bei Bewegung?

Jetzt kommt die Preisfrage: Lohnt sich der ganze Aufwand denn – werden auch genug Kalorien verbrannt? Wie viele Kalorien verbrauchen Sie bei körperlicher Bewegung und beim Sporttreiben tatsächlich?

- Bei leichter körperlicher Beanspruchung: 150–300 kcal/Std.
- Bei mittlerer körperlicher Beanspruchung: 300–450 kcal/Std.
- Bei schwerer körperlicher Beanspruchung: 450–600 kcal/Std.

Diese Werte gelten für eine ca. 70–80 kg schwere Frau. Die Angaben können allerdings nur ungefähr sein, da der Kalorienverbrauch von verschiedenen Faktoren abhängt:

- **Körpergewicht:** Je höher Ihr Körpergewicht ist, desto mehr Kalorien verbrennen Sie bei gleicher Tätigkeit.
- **Muskelmasse:** Je mehr Muskelmasse Ihr Körper besitzt, desto mehr Kalorien verbrauchen Sie.
- **Geschlecht:** Bei Frauen liegt der Kalorienverbrauch bei sonst gleichen Bedingungen (gleiches Gewicht, gleiches Alter, gleiche Tätigkeit) 10–20 % niedriger als bei Männern. Dies hängt damit zusammen, dass Frauen weniger Muskelmasse besitzen als Männer.
- **Intensität der Bewegung:** Je mehr Muskeln Sie bei einer Tätigkeit bzw. beim Sport einsetzen und je intensi-

Ungefährer Kalorienverbrauch für körperliche Bewegung bei Frauen (kcal/Stunde)

Körpergewicht	75 kg	100 kg	125 kg	150 kg	175 kg	200 kg
leichte Beanspruchung	170	200	240	270	310	340
mittlere Beanspruchung	350	400	480	540	620	680
starke Beanspruchung	500	600	700	800	900	1000

Ungefährer Kalorienverbrauch für körperliche Bewegung bei Männern (kcal/Stunde)

Körpergewicht	75 kg	100 kg	125 kg	150 kg	175 kg	200 kg
leichte Beanspruchung	200	240	280	320	360	400
mittlere Beanspruchung	400	480	560	640	720	800
starke Beanspruchung	600	720	840	960	1080	1200

ver dieser Einsatz ist, umso mehr Kalorien verbrennt Ihr Körper.

- **Klimatische Verhältnisse:** Bei Kälte steigt der Kalorienverbrauch des Körpers. Beispielsweise verbraucht der Körper beim Schwimmen zusätzlich Kalorien, da durch das kalte Wasser Wärme entzogen wird; je kälter das Wasser, umso größer ist der Wärmeverlust.

Aus der Tabelle können Sie entnehmen, dass eine 200 kg schwere Person bei gleicher Tätigkeit etwa doppelt so viele Kalorien verbraucht wie jemand, der nur 75 kg wiegt. Das gilt besonders für Sportarten wie Schwimmen oder Radfahren. Bei »tragenden Sportarten« wie beispielsweise Jogging oder Bergwandern steigt der Kalorienverbrauch mit dem Gewicht noch stärker an. Wenn Sie abnehmen, geht damit auch Ihr Kalorienverbrauch bei körperlicher Anstrengung etwas zurück, was mit ein Grund dafür sein kann, dass sich die Gewichtsabnahme verlangsamt.

Der Kalorienverbrauch hängt davon ab, wie viel Muskeln bewegt und wie intensiv sie beansprucht werden. Er wird aber im Allgemeinen gerne überschätzt. Selbst für einen Marathonlauf werden nur ca. 2500 kcal benötigt.

Ungefährer Kalorienverbrauch bei verschiedenen Tätigkeiten und Sportarten in kcal/Stunde

Tätigkeit		Kalorienverbrauch bei Frauen	Kalorienverbrauch bei Männern
Gehen	3 km/Std.	170	200
	5 km/Std.	250	300
	6,5 km/Std.	350	400
Tanzen	Standardtänze	170–350	200–400
Gartenarbeit		170–350	200–400
Hausarbeit		170–350	200–400
Tischtennis		170–400	200–500
Volleyball		250–500	300–600
Surfen		250–500	300–600
Golf		170–400	200–400
Radfahren	15 km/Std.	350	400
Schlittschuhlaufen		250–400	300–500
Tennis		250–500	300–600
Skifahren (Abfahrt)		350–500	400–600
Badminton		250–500	300–600
Skilanglauf	7 km/Std.	400	500
	9 km/Std.	700	800
Jogging	8 km/Std.	350	400
	10 km/Std.	500	600
	12 km/Std.	700	800
Fußball		350–600	400–700
Bergsteigen		350–600	400–700
Eishockey		350–600	400–700
Basketball		350–600	400–700
Handball		350–600	400–700
Karate		350–600	400–700
Judo		350–600	400–700
Squash		400–700	500–800
Schwimmen		350–700	400–800

Die niedrigeren Werte beziehen sich auf Freizeitsport, die höheren auf Vereinssportbedingungen.
Die Angaben gelten für normalgewichtige Frauen bzw. Männer mittleren Alters und sind nur als ungefähre Anhaltswerte zu betrachten.

Worauf Sie beim Sport unbedingt achten sollten

Wenn Sie über 35 Jahre alt sind und bislang wenig oder niemals Sport getrieben haben, dann sollten Sie sich, bevor Sie Ihr Bewegungsprogramm in Angriff nehmen, ärztlich untersuchen bzw. beraten lassen. Das gilt ganz besonders, wenn Erkrankungen vorliegen oder wenn Sie regelmäßig Medikamente einnehmen. Während der ersten 4–6 Wochen der Gewichtsabnahme sollten Sie Ihr Training grundsätzlich vorsichtig angehen lassen.

Koronare Erkrankungen. Bei bekannter Herzkranzgefäßerkrankung (Angina pectoris) oder nach einem Herzinfarkt sollten Art und Umfang des Bewegungstrainings mit einem Spezialisten abgesprochen werden. Am besten wäre dann die Teilnahme an einer »Koronarsportgruppe«.

Diabetes mellitus (Zuckerkrankheit). Wenn Sie Insulin spritzen:

- Sprechen Sie mit Ihrem Arzt über dieses Thema.
- Am besten verringern Sie vor einer geplanten körperlicher Aktivität die Insulinmenge (z. B. 4–8 Einheiten Insulin weniger).
- Vor längerer körperlicher Aktivität immer Blutzucker messen.
- Bei Werten < 80 mg/dl vor Beginn rasch verwertbare Kohlenhydrate einnehmen wie z. B. ein Glas Obstsaft, Obst oder Süßigkeiten.
- Messen Sie vor und nach der körperlichen Aktivität Blutzucker, um die senkende Wirkung der Bewegung zu erfassen und sprechen Sie mit Ihrem Arzt darüber.
- Die blutzuckersenkende Wirkung der körperlichen Aktivität kann auch noch nachts und am folgenden Tag zu spüren sein. Insulinspritzende Diabetiker müssen daher nach größerer körperlicher Belastung eventuell ihre Insulindosis zusätzlich um 10–20 % reduzieren.

Infektionskrankheiten. Bei Erkältungskrankheiten, Durchfall, Fieber etc. sollten größere körperliche Anstrengungen

WICHTIG

Ihre Aktivitäten sollten sich in Ihren Tages-/Wochenablauf einplanen lassen. Als Mutter mit zwei Kindern werden Sie wahrscheinlich eine andere Wahl treffen als ein Geschäftsmann. Hilfreich ist auch, wenn Lebenspartner, Freunde, Eltern, Lehrer etc. Ihr Bewegungs-Plus unterstützen. Vor allem bei übergewichtigen Kindern ist die Vorbildfunktion der Eltern sehr wichtig. Gemeinsames Sporttreiben ist bei Kindern viel wirkungsvoller als gute Worte allein.

gemieden werden. Sie brauchen aber selbst dann nicht völlig untätig zu bleiben, sondern können z. B. durch Spazierengehen Ihren Kreislauf in Schwung halten.

Spielerisch und mit Genuss

Gehen Sie Ihr Bewegungsprogramm spielerisch an. Versuchen Sie die Bewegung zu genießen. Der Genuss ist wichtiger als die Leistung. Nur das, was Spaß macht, wird man gerne wieder tun. Vergessen Sie die Leistung, die Sie bringen wollen, beherzigen Sie lieber das Motto »Ich möchte mehrmals in der Woche Spaß an körperlicher Bewegung haben«. Sie können beispielsweise eine bestimmte Strecke 3- bis 4-mal in der Woche laufen, manchmal etwas schneller, manchmal etwas langsamer, mal mit wenigen, mal mit mehreren Pausen; Hauptsache, Sie bewegen sich.

Trauen Sie sich

Manchmal muss auch ein gewisses Schamgefühl überwunden werden, weil Übergewichtige mitunter glauben, keine so gute Figur beim Sport zu machen. Lassen Sie sich nicht beirren, versuchen Sie, sich wohl zu fühlen; was andere denken, ist unwichtig.

- Lernen Sie, mit sich selbst nachsichtig zu sein.
- Niemand kann jeden Tag eine gleich bleibend gute Leistung erbringen.
- Es gibt immer gute und schlechte Tage, lassen Sie sich von den schlechten Tagen nicht entmutigen.
- Hatten Sie für 1 oder 2 Wochen »einen Durchhänger«, fangen Sie einfach wieder an mit der Bewegung und reden Sie sich nicht ein, Sie seien dazu zu schwer oder zu untalentiert.

Abnehmen mit Formuladiäten

Eine Formuladiät macht nur Sinn, wenn Sie auch Ihren Lebensstil ändern. Formuladiät und essen, was Sie wollen – das bringt keinen Erfolg. Formuladiäten (Eiweißpulver wie Modifast u. a.) sind frei verkäuflich und jedermann zugänglich. Ohne fachgerechte Anleitung ist eine Anwendung aber nicht immer unbedenklich. Gerade Menschen mit chronischen Krankheiten, die regelmäßig blutdruck- oder blutzuckersenkende Medikamente einnehmen, können unter einer Formuladiäten gesundheitliche Probleme bekommen, wie starken Blutdruckabfall oder Unterzuckerung. Daher ist es dringend zu empfehlen, Formuladiäten nur in Absprache mit dem Hausarzt bzw. unter ärztlicher Aufsicht zu verwenden.

WICHTIG

Totales Fasten ist gefährlich. Lassen Sie die Finger davon.

Reine Formuladiät, Mahlzeiten-Ersatz-Strategie

Formuladiäten sind industriell gefertigte Eiweiß- und Nährstoffpulver, die den notwendigsten Nährstoff-Bedarf decken und zugleich so wenig Kalorien enthalten, dass eine schnelle Gewichtsabnahme möglich ist. Eiweiß, Vitamine, Mineralstoffe, aber auch Kohlenhydrate und Fettsäuren sind zur Deckung des Minimalbedarfs im Nährstoffpulver enthalten.

Wenn man nur z. B. einige Wochen solche Schlankheitspulver schluckt, nimmt man damit zwar zunächst gut ab. Ohne eine Änderung der Lebensweise hat man die verlorenen Pfunde aber nach kurzer Zeit wieder drauf. Wichtig ist auch die körperliche Betätigung, um bei einer kalorisch knappen Kost den Verlust an Muskulatur gering zu halten.

- Eine Formuladiät muss immer in ein langfristiges Ernährungskonzept (z. B. Basisprogramm) eingebettet sein.
- Für einen dauerhaften Erfolg müssen Sie auch Ihre Lebensweise ändern.
- Eine Formuladiät »ins Blaue« scheitert zu fast 100 %.
- Formuladiäten sollten nur unter ärztlicher Aufsicht verwendet werden.

Inzwischen tummelt sich auf dem Markt (Apotheken, Reformhäuser, Supermärkte) ein buntes Spektrum verschiedener Formuladiäten. Diese Angebote entsprechen zwar meist, aber nicht immer den gesetzlichen Bestimmungen für diätetische Lebensmittel. Beim Kauf sollte daher auf diesen Punkt geachtet werden (auf Kennzeichnung achten).

PRAXISTIPP

Sehr einfache Zubereitung

- Das Nährstoffpulver wird in einem Glas Wasser gelöst und getrunken.
- Um Abwechslung zu haben, gibt es verschiedene Geschmacksrichtungen (Ochsenschwanz, Erdbeere, Schokolade etc.).
- Eine Packung enthält ca. 150–200 kcal.

Die Beliebtheit dieser Diäten ist auch auf die einfache Anwendung zurückzuführen. Das Pulver kann überall, auch unterwegs, angerührt und getrunken werden. Einkaufen, Kochen und Abwasch entfallen. Dies kommt der Haltung vieler Menschen sehr entgegen, rasch und bequem Gewicht abzunehmen, ohne sich groß Gedanken zu machen oder besonders anzustrengen.

Es gibt verschiedene Möglichkeiten, eine Formuladiät sinnvoll zu gestalten. Entweder ausschließlich Formuladiät über einige Wochen mit anschließender Ernährungsumstellung und Änderung der Lebensweise. Möglich ist aber auch eine sog. Mahlzeiten-Ersatz-Strategie. Dabei werden eine oder zwei Hauptmahlzeiten durch eine Formuladiät ersetzt.

Reine Formuladiät

Bei einer »reinen« Formuladiät werden keine normalen Speisen zusätzlich gegessen. Sie sollten eine Mindest-Tagesration von 800 kcal nicht unterschreiten. Zusätzlich sind nur kalorienfreie Getränke wie Mineralwasser oder Tee erlaubt. Eine Trinkmenge von mindestens 2,5 bis 3 Liter Flüssigkeit am Tag ist sehr wichtig. Reine Formuladiäten dürfen nur für höchstens drei Monate durchgeführt werden.

Mahlzeitenersatz durch Formuladiäten

Eine Mahlzeit ersetzen. Es gibt auch die Möglichkeit, nur eine Mahlzeit am Tag durch eine Formuladiät zu ersetzen. Dabei wird ein Beutel (150–200 kcal) für eine Mahlzeit verwendet. Für die anderen Mahlzeiten oder Zwischenmahlzeiten sollten Sie sich an die o. g. Ernährungsempfehlungen halten und ausgewogen und nicht zu kalorienreich essen (max. 500–600 kcal pro Hauptmahlzeit). Ein solcher Mahlzeitenersatz kann langfristig beibehalten werden. Die Gesamtkalorienmenge sollte dann allerdings nicht unter 1200 kcal liegen, dann ist i. d. R. kein Nährstoffmangel zu befürchten.

Zwei Mahlzeiten ersetzen. Einen Ersatz von zwei Hauptmahlzeiten durch Formuladiät (mit zwei Beuteln) kann man z. B. in der Abnehmphase für maximal 3–6 Monate durchführen. Für die anschließende Gewichtsstabilisierung reicht meist der Ersatz von nur einer Mahlzeit.

- Auch die Mahlzeiten-Ersatz-Strategie sollten Sie immer unter ärztlicher Aufsicht praktizieren.

WICHTIG

Der Vorteil des Mahlzeiten-Ersatzes durch Formuladiäten liegt darin, dass diese Methode sehr gut umsetzbar ist. Manche tun sich damit leichter, abzunehmen oder auch ihr Gewicht stabil zu halten.

- Darüber hinaus sollten Sie ausgewogene normale Hauptmahlzeiten sowie viel Salat und Gemüse zu sich nehmen.
- Ansonsten halten Sie sich an unser Basisprogramm mit günstiger Ernährung und viel körperlicher Bewegung.

Was bringen Formuladiäten, für wen sind sie geeignet?

Mit reinen Formuladiäten können Sie wegen der drastischen Kalorienbeschränkung rasch abnehmen. Der tägliche Gewichtsverlust beträgt bei Frauen 150–300 g, bei Männern zwischen 200–400 g. Bei vierwöchiger Einhaltung einer solchen Diät kann man 6–12 kg, bei zwei- bis dreimonatiger Anwendung 15–25 kg abnehmen.

Reine Formuladiäten kommen grundsätzlich nur bei ausgeprägtem Übergewicht (BMI über 30) und insbesondere, wenn eine rasche Gewichtsabnahme erwünscht ist (z. B. Gewichtsreduktion vor Operationen) infrage. Sie können im Einzelfall auch dann Sinn machen, wenn unter der üblichen Ernährungstherapie die Gewichtsabnahme stagniert und Motivation bzw. Durchhaltewille gefährdet sind.

Wann sollte eine Formuladiät nicht durchgeführt werden?

Eine reine Formuladiät, aber auch eine Formuladiät zum Mahlzeitenersatz ist nicht für jeden geeignet. Nicht durchgeführt werden sollte sie:

- in Schwangerschaft und Stillzeit,
- im Kindes- und Jugendalter,
- bei schweren Allgemeinerkrankungen,
- bei frischem Herzinfarkt,
- bei bekannter Krebserkrankung oder schwerer Infektion,
- bei körperlich schwerer Arbeit,
- bei Leistungssportlern.

Welche Nebenwirkungen können auftreten?

Formuladiäten sind nicht immer ungefährlich. Nebenwirkungen und Komplikationen können auch dann auftreten, wenn man nicht zu den o. g. Risikogruppen zählt. Bei der Mahlzeiten-Ersatz-Strategie werden keine Nebenwirkungen beobachtet.

Leichte Beschwerden. Es können Beschwerden wie Schwindel, Müdigkeit, Verstopfung, Durchfall, Verminderung der Leistungsfähigkeit, Nervosität und Depression auftreten. Diese sind aber harmlos und verschwinden sofort nach Beendigung der Formuladiät.

Schwere Nebenwirkungen. In seltenen Fällen kann es zu gravierenden Nebenwirkungen kommen wie Herzrhythmusstörungen, Gallensteinproblemen, Nierenversagen oder schweren Kreislaufstörungen. Fast immer liegen dann andere chronische Krankheiten vor. Auch mit zunehmendem Alter steigt das Risiko für derartige Komplikationen.

Gehen Sie vorher zum Arzt

Daher ist es wichtig, Formuladiäten nur mit ärztlicher Zustimmung zu beginnen. Vor Beginn sollten zumindest eine ärztliche Untersuchung, ein EKG sowie die Messung kritischer Laborwerte (Kreatinin, Harnstoff, Kalium, Natrium, Blutbild, Harnsäure, Kalzium) stehen. Ihr Arzt sollte dann entscheiden, inwieweit eine Formuladiät vertretbar ist und wie lange Sie diese durchführen sollen. Während einer Formuladiät sind relativ engmaschige ärztliche Kontrollen (z. B. zweiwöchentlich) zu empfehlen.

Vor- und Nachteile von Formuladiäten

Die reine Formuladiät ist – bei richtiger Anwendung – die sicherste und wirksamste Methode, um innerhalb kurzer Zeit viel Gewicht zu verlieren. Gerade bei deutlichem Übergewicht (ab BMI 30) kann man eine Abnahme von 20 kg oder mehr erreichen. Auch bei zusätzlichen Stoffwechselstörungen, wie z. B. einer Zuckerkrankheit lässt sich diese Diätform mit gutem Erfolg durchführen. Vorteilhaft ist auch die einfache und »bequeme« Anwendung im Alltag, nicht zuletzt deshalb ist diese Diät sehr beliebt.

So gut der Gewichtserfolg im Einzelfall auch sein kann, man darf bei aller Begeisterung die Probleme nicht übersehen. Hauptnachteil ist, dass man bei diesem Ansatz zunächst nicht lernt, sein Essverhalten zu ändern. Es ist viel einfacher, für kurze Zeit eine derart einseitige Kostform einzuhalten, als seine Alltagsernährung langfristig umzustellen. Hinzu kommt noch, dass dieses künstliche Hungern im Stoffwechsel Mechanismen in Gang setzt, die das Körpergewicht »verteidigen« und das verlorene Gewicht so schnell wie möglich zurückgewinnen wollen.

Nicht für jeden geeignet

Formuladiäten sind auch nicht für jeden geeignet und können mit verschiedenen Nebenwirkungen und Komplikationen einhergehen (s. o.). Um die Risiken möglichst niedrig zu halten, ist eine regelmäßige ärztliche Betreuung erforderlich. Wir möchten vor allem ältere Übergewichtige und Übergewichtige mit zusätzlichen Krankheiten davor warnen, unüberlegt oder allzu gutgläubig eine solche Diät auszuprobieren.

Große Rückfallgefahr

Wegen der großen Rückfallgefahr wird heute von allen Experten empfohlen, jegliche Formuladiäten nur in Verbindung mit Ernährungsberatung, verhaltenstherapeutischem Begleitprogramm und Intensivierung der körperlichen Bewegung durchzuführen. Dann sind die Erfolge durchaus beachtlich. Man kann ungefähr davon ausgehen, dass ein Jahr nach Beendigung einer Formuladiät nur die Hälfte des abgehungerten Gewichts »wieder drauf« ist.

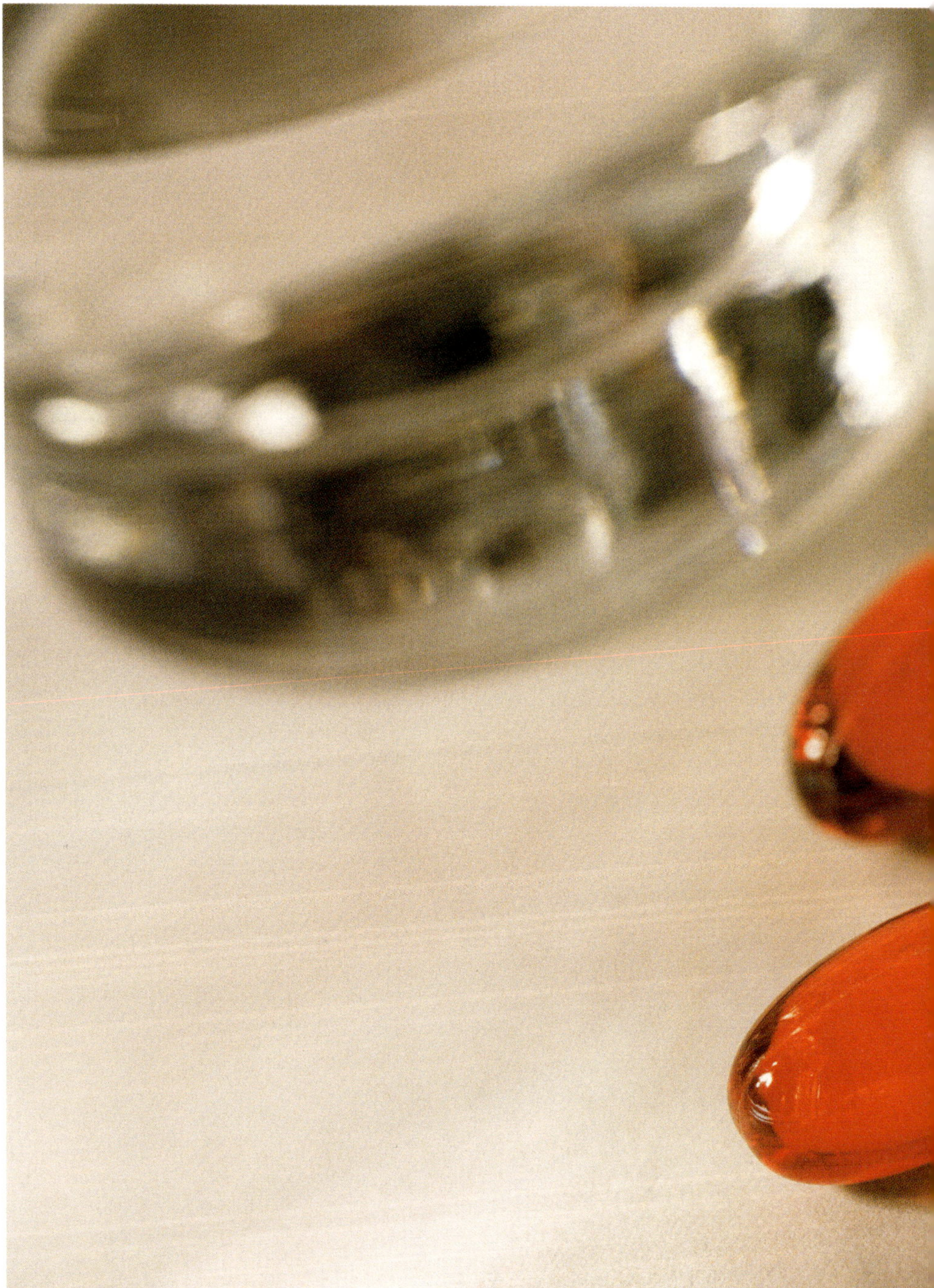

Weitere Methoden zum Abnehmen

Für wen kommen zusätzliche Medikamente infrage? In welchen Fällen sollte man über chirurgische Verfahren nachdenken? Und was bietet der Markt noch an Diäten, Programmen, alternativen Heilmethoden und Schlankheitsmitteln? Lesen Sie, was hilfreich für Sie sein könnte und wovon Sie lieber die Finger lassen sollten.

Medikamente zum Abnehmen

Seit Einführung der ersten Appetitzügler vor mehr als 40 Jahren ist die Frage nach der »Pille zum Abnehmen« unverändert populär. Die ersten Substanzen waren nur begrenzt wirksam und mit gefährlichen Nebenwirkungen belastet. Die meisten dieser Medikamente sind längst aus dem Verkehr gezogen und auf legalem Weg nicht mehr erhältlich.

WICHTIG

- Nur der Einsatz von Medikamenten mit nachgewiesener Wirksamkeit und Sicherheit ist vertretbar.
- Gewichtssenkende Medikamente einnehmen und weitermachen wie bisher – das funktioniert nicht. Eine Fortführung des Basisprogramms ist unverzichtbar.

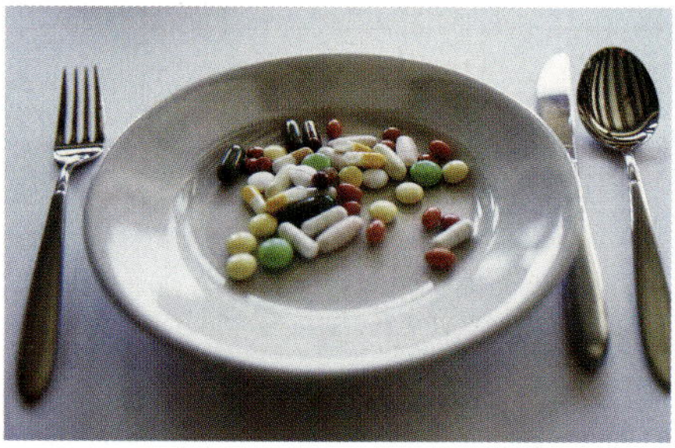

▲ »Die Pille zum Abnehmen« ist nach wie vor ein Wunschtraum.

Für wen sind Medikamente zum Abnehmen sinnvoll?

Heute gibt es eine unüberschaubare Vielzahl von Schlankheitsmitteln, die selbst Fachleute überfordern kann. Prinzipiell geht es darum, »die Spreu vom Weizen zu trennen«: seriöse Medikamente sind vor ihrer Zulassung gründlich auf Wirksamkeit und Sicherheit geprüft und dürfen nur nach ärztlicher Verordnung eingesetzt werden. Der große dubiose Rest umfasst alle sonstigen »Schlankheitsmittel«, die man in Apotheken, Reformhäusern, Internet etc. ohne Rezept erwerben kann und für die weder Wirksamkeit noch Sicherheit nachgewiesen sind (einige davon sprechen wir auf S. 160–167 gezielt an).

Derzeit sind lediglich 2 Medikamente in Deutschland zugelassen, die von der Deutschen Adipositas-Gesellschaft zur Behandlung von Übergewicht empfohlen werden: Orlistat (Handelsname: Xenical) und Sibutramin (Handelsname: Reductil). Diese Medikamente sollten aber nur

- bei Adipositas, also bei »deutlichem Übergewicht« mit einem Body-Mass-Index = 30 kg/m^2 eingesetzt werden oder
- bei BMI 27–30, wenn Begleitkomplikationen, wie z. B. Typ-2-Diabetes oder Bluthochdruck, vorliegen.
- Bei Normalgewicht oder BMI < 27 sind gewichtssenkende Medikamente nicht zulässig.

Diese Medikamente unterstützen zwar die Gewichtsabnahme, entbinden den Patienten aber nicht von der Notwendigkeit, seinen Lebensstil zu ändern, d. h. die Ernährung umzustellen und sich mehr körperlich zu bewegen. Der zusätzliche Gewichtsverlust, der sich auf diese Medikamente zurückführen lässt, beträgt durchschnittlich 2,5–6 kg. Trotzdem können diese Präparate in bestimmten Fällen eine sinnvolle therapeutische Ergänzung darstellen.

> **WICHTIG**
>
> Die Einnahme gewichtssenkender Medikamente ist nur dann sinnvoll, wenn das Basisprogramm ausgeschöpft ist und der Gewichtsverlust nicht ausreicht (Gewichtsverlust von weniger als 5 kg nach 3–6 Monaten).

Wirkstoff Sibutramin (Handelsname: Reductil)

Sibutramin wirkt im Gehirn: durch Hemmung der Wiederaufnahme des Botenstoffs Serotonin in die Nervenendigungen kommt es zu einem rascheren und stärkeren Sättigungsgefühl, über die Hemmung der Wiederaufnahme des Botenstoffs Noradrenalin wird der Energieverbrauch etwas gesteigert (siehe Abb.). Das Ansprechen auf die Substanz ist ebenfalls von Person zu Person unterschiedlich, die Gründe dafür liegen wahrscheinlich in unterschiedlichen Erbanlagen.

Sibutramin senkt das Körpergewicht im Durchschnitt um 3 bis 6 kg. Das Ansprechen kann aber von Person zu Person erheblich schwanken. Deshalb kommt es zunächst auf einen Versuch über 1–2 Monate an. Wenn in dieser Zeit das Gewicht nicht wenigstens um 2 kg gesunken ist, macht eine weitere Einnahme keinen Sinn. Die Therapie muss durch den behandelnden Arzt überwacht werden.

Welche Nebenwirkungen treten auf?

Sibutramin hat einige Nebenwirkungen: Im Vordergrund stehen Mundtrockenheit, Nervosität und Neigung zu

Verstopfung. Auch Schlafstörungen, Schwindel und Übelkeit können auftreten. Mit zunehmender Behandlungsdauer schwächen sich diese Nebenwirkungen aber ab.

Unter Sibutramin kommt es fast immer zu einer geringen Erhöhung der Herzfrequenz (um durchschnittlich 3–4 Schläge pro Minute) und des Blutdrucks (um durchschnittlich [2–3 mmHg], vereinzelt auch deutlich mehr). Im Verlauf der Gewichtsabnahme sinken Herzfrequenz und Blutdruck allerdings meist unter das Ausgangsniveau ab.

Sibutramin darf z. B. nicht eingesetzt werden bei Bluthochdruck (> 145/90 mm Hg), Glaukom, Herzrhythmusstörungen, Angina pectoris oder Herzinfarkt. In einigen wenigen Fällen sind gefährliche Blutdruckentgleisungen bekannt geworden. Dabei handelte es sich allerdings um Patienten, die das Medikament aufgrund eines unkontrollierten Bluthochdrucks nicht hätten bekommen dürfen. Bei Übergewichtigen mit mildem oder gut eingestelltem Bluthochdruck bzw. bei Diabetikern liegen inzwischen auch günstige Erfahrungen vor.

PRAXISTIPP

Wie lange darf man Sibutramin nehmen?

- Einnahme zunächst 1-mal am Tag 10 mg (morgens zum Frühstück).
- Bei guter Verträglichkeit kann man auf 15 mg pro Tag steigern.
- Eine höhere Dosierung verstärkt nur die Nebenwirkungen und ist nicht zu empfehlen.
- Eine Einnahme darf nur für 1 bzw. max. 2 Jahre erfolgen
- Nach der Gewichtsabnahme ist zur Stabilisierung auch eine seltenere Einnahme möglich, z. B. 2–3 Tabletten pro Woche oder nur »nach Bedarf«.

Sibutramin ist verschreibungspflichtig. Die Kosten werden von den Krankenkassen nicht übernommen; eine 4-Wochen-Packung 10 mg bzw. 15 mg Sibutramin kostet zurzeit ca. 77 bzw. 80 €.

Wirkstoff Orlistat (Handelsname: Xenical)

Orlistat hemmt die fettverdauenden Enzyme (Lipasen) im Dünndarm. Diese Enzyme spalten Fettteilchen und ermöglichen somit ihre Aufnahme vom Darm in die Blutbahn. Unter Orlistat werden ca. 30 % der Nahrungsfette nicht verdaut und stattdessen über den Stuhl ausgeschieden (siehe Abb.). Je nachdem, wie viel Fett Ihre Nahrung enthält, werden somit pro Tag 200–

500 kcal eingespart. Die Reaktionen auf Orlistat sind aber unterschiedlich, manche Menschen nehmen mehr, andere kaum ab, der durchschnittliche medikamentenbedingte Gewichtsverlust beträgt 2–4 kg. Unter einer fettreichen Ernährung fällt die Gewichtsabnahme verständlicherweise größer aus als unter einer fettarmen.

PRAXISTIPP

Darauf sollten Sie achten

- Bei den Koch- und Streichfetten unbedingt Pflanzenöle und Margarine verwenden, sparsame Verwendung genügt.
- Viel Gemüse und Salat essen.
- Regelmäßig Fisch und Milch(produkte) essen.

Welche Nebenwirkungen treten auf?

In etwa 50 % der Fälle kommt es zu Fettstühlen, starkem Stuhldrang, Ölflecken in der Unterwäsche, Blähungen, Durchfällen bis hin zu Stuhlinkontinenz (fehlende Kontrolle der Schließmuskulatur). Bei längerer Anwendung werden die Nebenwirkungen seltener, sicher auch, weil sich die Betroffenen stärker um eine fettarme Ernährung bemühen. Orlistat besitzt dadurch eine »erzieherische« Wirkung. Manchmal muss die Behandlung wegen dieser Nebenwirkungen abgebrochen werden, die meisten Personen vertragen aber das Medikament auch über längere Zeiträume ganz gut.

Bei 10–15 % der Orlistat-Anwender kommt es zu einem Abfall der fettlöslichen Vitamine A, D, E und K. Weil sich nicht vorhersagen lässt, wen dies trifft, sollten Sie eine Ernährung einhalten, die reichlich von diesen Vitaminen enthält (Basisprogramm). Eine ernste Gefährdung ist davon aber nicht zu erwarten.

Wie lange darf man Orlistat nehmen?

Falls Sie sich für dieses Medikament entscheiden, empfehlen wir Ihnen zunächst einen Behandlungsversuch über vier Wochen, um die Wirksamkeit zu prüfen. Wenn Sie in dieser Zeit nicht wenigstens 2 kg abnehmen, dann sollte Orlistat abgesetzt werden. Bei guter Wirksamkeit sollten Sie das Medikament nicht länger als maximal 4 Jahre ohne Unterbrechung einnehmen.

PRAXISTIPP

- Orlistat ist verschreibungspflichtig.
- Die übliche Dosierung liegt bei 3 x 120 mg, eine Kapsel zu jeder Hauptmahlzeit.
- Die Behandlungskosten für vier Wochen betragen zurzeit ca. 90 € und werden von den Krankenkassen nicht erstattet.

Fazit und Blick in die Zukunft

Die Behandlung des krankhaften Übergewichts mit den beiden vorgestellten Medikamenten kann im Einzelfall sehr wirksam und hilfreich sein, hat aber noch keinen hohen Stellenwert, zumal die Kosten von den Krankenkassen nicht getragen werden. In diesem Sinne ist eine Behandlung der Adipositas mit Medikamenten nur in engen Grenzen möglich. Im Vordergrund muss immer die Änderung des Lebensstils mit gesunder Ernährung und viel Bewegung stehen.

Rimonabant (Handelsname: Acomplia)

Ein neuer Wirkstoff steht aber unmittelbar vor der Zulassung. Es handelt sich um die Substanz Rimonabant (Acomplia). Rimonabant wirkt hauptsächlich im Gehirn und hemmt dort den sog. CB1-Rezeptor, über den körpereigene Hormone und z. B. auch Tetrahydrocannabinol (die Wirksubstanz des Marihuanas) den Appetit erhöhen. Über die Hemmung dieses Rezeptors senkt Rimonabant das Körpergewicht, im Mittel um 4 bis 6 kg. Wahrscheinlich hat die Substanz auch günstige Wirkungen am Fettgewebe und möglicherweise anderen Organen, sodass sich ein Zusatznutzen abzeichnet. Rimonabant scheint gut verträglich zu sein, ernste Nebenwirkungen wurden bisher nicht beobachtet. Die Hauptnebenwirkung ist Übelkeit.

Voraussichtlich ist der Einsatz von Rimonabant bei einem BMI = 30 möglich bzw. bei einem BMI = 27, wenn schon Begleitkrankheiten wie hohe Blutfette oder Diabetes vorliegen.

WISSEN

Hoffnung für die Zukunft?

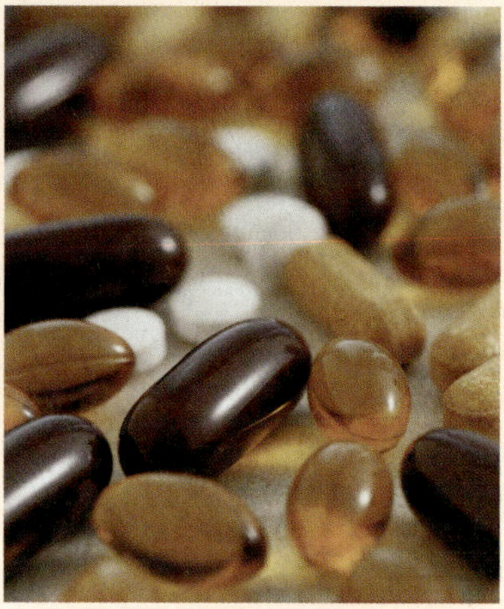

Derzeit ist eine Reihe weiterer Substanzen in der klinischen Prüfung, die eine Gewichtsabnahme medikamentös unterstützen sollen. Welche von diesen Substanzen tatsächlich bald auf den Markt kommen, lässt sich kaum absehen. Dazu sind viele Untersuchungen erforderlich, um Wirksamkeit und Sicherheit eindeutig zu belegen.

Abnehmen durch chirurgische Verfahren

Bei extremem Übergewicht ist keine andere Methode langfristig so erfolgreich wie der operative Eingriff am Verdauungstrakt. Dies ist oft die einzige Möglichkeit, um eine größere Gewichtsabnahme von bis zu 50 kg zu erreichen.

Für wen kommt eine operative Behandlung infrage?

Die wichtigste Voraussetzung für eine chirurgische Behandlung ist, dass Sie wirklich extremes Übergewicht haben. Eine solche Operation sollte erst

- ab einem BMI von 40 oder
- ab einem BMI von 35 mit schweren Begleiterkrankungen erwogen werden.

Vorher sollten Sie – wenigstens für $^1/_2$–1 Jahr – ernsthaft versucht haben, mit einem Basisprogramm (Ernährungsumstellung, Essverhalten, Bewegung) abzunehmen. Allerdings schafft es nur ein kleiner Teil der extrem übergewichtigen Menschen, mit den »konservativen« Maßnahmen ausreichend und dauerhaft Gewicht abzunehmen. Ein anderer Aspekt ist aber, dass auch nach einem chirurgischen Eingriff eine dauerhafte Ernährungsumstellung notwendig ist und gleichsam schon vor der Operation getestet werden sollte, inwieweit die Bereitschaft und Fähigkeit zur Ernährungsumstellung besteht.

Außerdem müssen Sie seelisch ausgeglichen und stabil genug sein, um diese »einschneidende« Therapie auf Dauer zu verkraften. Auch wer im Grunde nicht gewillt ist, seine Lebensweise zu ändern und Verantwortung für seine Gesundheit zu übernehmen, scheidet als Kandidat aus. Bei Kindern und Jugendlichen im Wachstum kann nur in

WICHTIG

Sie müssen bereit sein, nach der Operation Ihre Lebensweise zu verändern und sich dementsprechend zu ernähren. Ohne Ihre aktive Mitarbeit ist somit nach einer chirurgischen Behandlung (z. B. Magenverkleinerung mittels Magenband) kein Erfolg zu erwarten.

begründeten Ausnahmefällen eine operative Behandlung erfolgen. Die obere Altersgrenze liegt je nach gesundheitlicher Verfassung zwischen 50 und 60 Jahren. Im Durchschnitt sind die Übergewichtigen, die sich einer chirurgischen Therapie unterziehen, zwischen 20 und 55 Jahren alt.

Operation nur bei kalkulierbarem Risiko

Selbstverständlich muss Ihr Gesundheitszustand so stabil sein, dass das Risiko von Operation bzw. Narkose vertretbar bleibt. Liegt z. B. eine schwere Herzschwäche (Herzinsuffizienz) oder eine schwere Atemnot vor, so kann dies bedeuten, dass die Operation ganz unterbleiben muss bzw. dass Sie vielleicht erst 10 (oder 20 kg) abnehmen sollten. Erst wenn sich Ihr körperlicher Zustand ausreichend gebessert hat und stabil ist, kann die Operation erfolgen.

Die Tendenz geht heute allerdings dahin, Übergewichtige mit Begleiterkrankungen eher großzügig zu operieren, weil diese Personen davon am stärksten profitieren. So können z. B. übergewichtige Diabetiker davon ausgehen, dass sich ihre Zuckerkrankheit nach einer starken Gewichtsabnahme dramatisch bessert. Bei stark übergewichtigen Diabetikern unter Insulinbehandlung kann nach einer solchen Operation bei ca. 70 % die Insulinbehandlung beendet werden. Ähnlich günstige Wirkungen beobachtet man bei Betroffenen mit Angina pectoris.

Welche chirurgischen Verfahren gibt es?

WISSEN

Operative Verfahren

- Bei einem BMI < 50 wird meist eine Magenverkleinerung angestrebt (i. d. R. anpassbares Magenband).
- Ab einem BMI von 50 werden immer stärker Methoden bevorzugt, die eine Kombination aus Magenausschaltung/-verkleinerung und erschwerter Nahrungsaufnahme (Malabsorption) darstellen und durch Anlegen von »Magen-Darm-Kurzschlüssen« zu einer beschleunigten Nahrungspassage und geringeren Nährstoffaufnahme führen.
- Wenn immer es möglich ist, sollte laparoskopisch (»Schlüsselloch-Chirurgie«) vorgegangen werden.
- Solche Eingriffe sollten möglichst von erfahrenen Chirurgen in spezialisierten Einrichtungen vorgenommen werden.

Verschiedene chirurgische Verfahren stehen heute zur Auswahl. Noch immer ist aber nicht ganz klar, bei welcher Person welches Verfahren das optimale ist. Am häufigsten wird in Deutschland die Magenverkleinerung mit anpassbarem Magenband praktiziert.

Anpassbares Magenband

Diese Technik wird seit fast 20 Jahren in Deutschland angewandt und ständig weiterentwickelt. Ein unzerreißbares Silikonband wird wie ein Gürtel um den obersten Teil des Magens gelegt und so festgenäht, dass ein kleiner Vormagen (maximal 12 mm Durchlass) entsteht. Er sollte nicht mehr als 30–60 ml fassen, kann sich allerdings mit der Zeit etwas ausdehnen (siehe Abb.).

Als Folge des künstlich angelegten Mini-Magens können nur noch kleinere, gut gekaute Nahrungsmengen verzehrt werden. Wird mehr gegessen, fehlt der Platz und das Zuviel an Nahrung wird unweigerlich erbrochen. Ansonsten durchläuft die Nahrung den üblichen Verdauungsweg. Auch die Funktion des Magens bleibt, was die Beweglichkeit und Freisetzung von Magensäure und Hormonen betrifft, unverändert.

Das eigentlich Attraktive an diesem Verfahren ist, dass sich das Band laparoskopisch anlegen lässt und man einen großen Bauchschnitt vermeiden kann. Es sind nur noch kleine Schnitte in der Bauchhaut notwendig, über die das langstielige Operationsbesteck eingeführt und das Band angenäht wird. Beim geübten Chirurgen dauert der gesamte Eingriff nur etwa 45–60 Minuten, der Patient kann nach kurzer Zeit, oft schon am nächsten Tag, die Klinik verlassen.

WISSEN

Das Magenband ist verstellbar

- Das Silikonband ist innen hohl, also wie ein Schlauch.
- Es ist mit einem so genannten Port verbunden, der unter der Bauchhaut platziert wird. Über den Port kann Flüssigkeit in den Schlauch eingegeben oder abgesaugt werden, wodurch man die Weite des Durchlasses verändern kann.
- Der Vorteil besteht darin, dass man sich postoperativ leichter an kleine Portionen gewöhnt.
- Später wird der Durchlass enger gestellt. Je nach Gewichtsverlauf kann die Öffnung individuell angepasst werden.

Magen-Bypass

Diese Methode der Magenverkleinerung favorisiert man in den USA. Dabei wird der Magen kurz nach Einmündung der Speiseröhre in horizontaler Richtung zugenäht. Es besteht keine

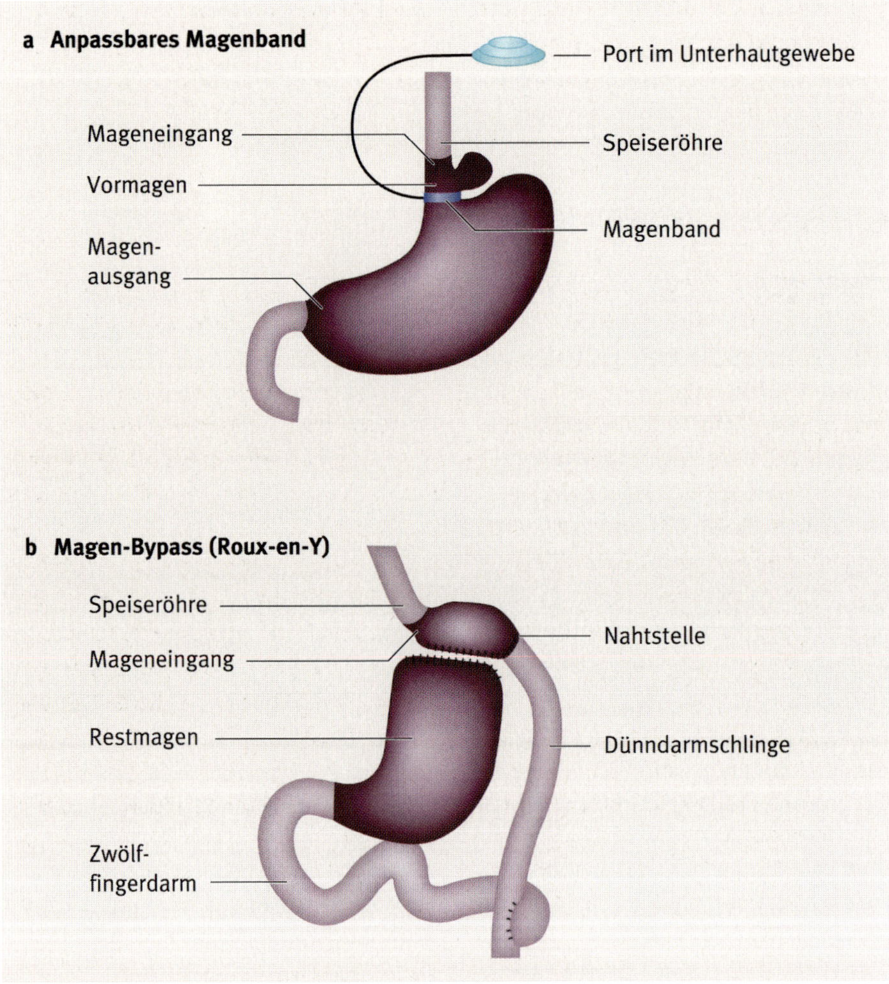

▲ a) Anpassbares Magenband mit Port zum Verstellen; b) Magen-Bypass (nach Prof. B. Hüsemann, Düsseldorf).

Verbindung zum Hauptmagen. Um die Nahrung weiterzuleiten, wird ein Teil des Dünndarms mit dem kleinen Rest-Magen verbunden. Die Nahrung gelangt nun über diesen Kurzschluss (»Bypass«) direkt in den Dünndarm und kann dann normal weiterverarbeitet werden (siehe Abb.). Diese Methode stellt den stärksten Eingriff in den Verdauungstrakt dar. Sie bietet aber den Vorteil, dass die Gewichtsabnahme sicherer und größer ist.

Auch der Magen-Bypass wir heute in der Regel laparoskopisch angelegt. Dies erfordert aber speziell ausgebildete und geübte Chirurgen.

Erfolge und Komplikationen

WISSEN

Was bringt eine Magenverkleinerung?

Operative Magenverkleinerung zeigt sehr beeindruckende Ergebnisse.

- Im ersten Jahr nach dem Eingriff: durchschnittliche Gewichtsabnahme ca. 30 kg.
- Guter Langzeiterfolg: 5 und 10 Jahre nach dem Eingriff beträgt Gewichtsabnahme noch durchschnittlich 20–25 kg (unter dem Ausgangsgewicht).
- Die Gewichtsverläufe sind verschieden: die meisten nehmen im ersten Jahr am stärksten ab und dann wieder etwas zu, andere nehmen anfangs nur langsam ab und erreichen erst nach fünf Jahren ihr niedrigstes Gewicht.

Welche Komplikationen können auftreten?

Auch hier wollen wir nichts verschweigen und nichts beschönigen. Natürlich ist jeder Eingriff in den Organismus mit einem gewissen Risiko behaftet und muss vorher genau besprochen werden.

Komplikationen bei der Adipositaschirurgie (während und bis zu 1 Monat postoperativ)

- treten bei 5–15 % der Patienten auf, v. a. Wundheilungsstörungen (3–12 %), kardiovaskuläre Probleme wie Thrombosen (1–9 %), Lungenembolien (0,2–1,5 %).
- Das Sterberisiko liegt um 1 % (bei erfahrenen Chirurgen unter 0,5 %). Es darf nicht vergessen werden, dass die Lebenserwartung bei extremem Übergewicht ohne Therapie deutlich reduziert ist.

Je nach Operationsart können zusätzliche Komplikationen auftreten, die kurz angesprochen werden sollen.

Magenband

Nach der Operation dauert es erfahrungsgemäß einige Monate, bis sich die Patienten umgestellt und an die neue Ernährungsweise gewöhnt haben. Das anfangs so lästige Erbrechen beim Magenband verschwindet dann meist völlig. Allerdings kann sich der kleine Vormagen mit der Zeit ausdehnen, vor allem dann, wenn die Mahlzeiten zu groß sind. Mit der Zeit kann das Band aber auch verrutschen oder kippen, sodass eine gute Weiterbetreuung unbedingt nötig ist. Bei bis zu 30 % der Personen mit Magenband werden innerhalb der ersten 2–3 Jahre solche Komplikationen beobachtet.

Läuft alles glatt und werden die Ernährungsempfehlungen wirklich eingehalten, winken aber schöne Ergebnisse. Bei guter Gewichtsabnahme bessern sich die meisten Begleiterkrankungen dramatisch. Allerdings kommt es nicht selten vor, dass Operierte auf flüssige Nahrung übergehen und dann unter Umständen nur sehr wenig oder gar kein Gewicht verlieren. Vor allem bei Menschen mit Süßhunger wird das häufiger gesehen.

Magen-Bypass

Diese Operationstechnik ermöglicht die größte Gewichtsabnahme, da auch die Aufnahme der Nährstoffe im Dünndarm vermindert wird. Im Durchschnitt kommt es zu einer Gewichtsabnahme in der Größenordnung von 30 bis 40 kg.

PRAXISTIPP

So sollten Sie sich mit einem Magenband ernähren

So sollten Sie sich nach der Magenverkleinerung mittels Magenband ernähren.

Anpassungsphase nach der Operation:

- zunächst flüssige Kost, z. B. Brühe, Tee, Kaffee, Frucht- und Gemüsesafte, Magerjoghurt, Magermilch,
- nach (2)–4 Wochen breiige oder pürierte Kost,
- danach Übergang zu festen Speisen je nach Verträglichkeit.

Stabilisierungsphase:

- öfter kleinere Mahlzeiten (5–6-mal pro Tag),
- Nahrung gut kauen.
- Zum Essen nichts trinken, Getränke mit 30-minütigem Abstand zu fester Kost.
- Ausreichende Trinkmenge, 1 ½–2 l pro Tag. Nicht zu viel auf einmal trinken, 100–200 ml (= ½–1 Glas).
- Ernährungsempfehlungen, siehe Basisprogramm, beachten, aber keine zu großen Salat- oder Gemüseportionen auf einmal.
- Keine stark faserhaltigen Gemüsesorten wie Spargel, Rhabarber oder Brokkoli.
- Keine größeren Mengen gemahlener Nüsse oder Mandeln.
- Nicht verführen lassen! Keine großen Mengen an ungünstigen Speisen, die leicht durch den »Mini-Magen« flutschen: z. B. Cola, Pudding, Sahnetorte, Schokolade, etc.

Bei dieser Operation sind ebenfalls viele Komplikationen beschrieben worden, die nicht selten sogar eine Nachoperation erforderlich machen. Im Gegensatz zum Magenband kann auch ein Nährstoffmangel auftreten, da ein Teil des Dünndarms ausgeschaltet wird. Hier ist eine besonders gute Ernährungsberatung und eventuell auch die Gabe von zusätzlichen Präparaten erforderlich. Deshalb empfehlen wir Ihnen, diese Operation nur in einem der wenigen darauf spezialisierten Zentren durchführen zu lassen und auch die möglicherweise weiten Wege bei der Nachbetreuung nicht zu scheuen.

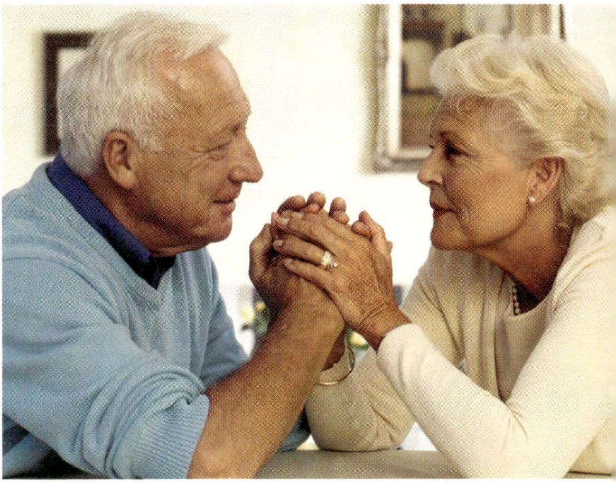

▲ Wenn Sie Ihr Gewichtsproblem in den Griff bekommen haben, bessert sich meist auch Ihre seelische Verfassung deutlich.

Nach einer Magen-Bypass-Operation kann die Aufnahme von Medikamenten, wie z. B. der Antibabypille, nicht mehr gewährleistet sein. Man muss deshalb auf andere Verhütungsmethoden ausweichen. Nach einer solchen Operation sollte man ohnehin einige Zeit verstreichen lassen, bevor man eventuell an eine Schwangerschaft denkt. Solche speziellen Fragen besprechen Sie am besten mit Ihrem betreuenden Arzt.

An Leib und Seele genesen

In den meisten Fällen wirkt sich die Gewichtssenkung eindrucksvoll auf die Gesundheitssituation aus. Viele übergewichtsbedingte Beschwerden und Risikofaktoren bessern sich merklich oder verschwinden ganz. In vielen Fällen normalisieren sich Blutdruck, Blutzucker und Blutfette vollständig. Herz und Gelenke werden erheblich entlastet. Die Betroffenen werden beweglicher und können sich wieder sportlich betätigen. Die seelische Verfassung verändert sich deutlich ins Positive, manche fühlen sich sogar wie »neugeboren«. Damit steigt die Lebensqualität und die meisten haben erstmalig das Gefühl, ihr Gewichtsproblem in den Griff zu bekommen.

Fettschürze – was tun?

Vor allem bei älteren Patienten entwickelt sich nach einer größeren Gewichtsabnahme eine schlaff herabhängende Bauchdecke (»Fettschürze«), die als sehr störend empfunden werden kann. Die überschüssige Haut lässt sich jedoch operativ entfernen und die Wundränder werden so angeglichen, dass der Eingriff kaum erkennbar ist. Diese Operation sollte aber erst dann vorgenommen werden, wenn sich ein stabiles neues Gewicht eingestellt hat, also frühestens ein bis zwei Jahre nach der Erstoperation.

Wann ist Fettabsaugung sinnvoll?

In den Massenmedien wird regelmäßig von operativer Fettentfernung und anderen heroischen Eingriffen zur Gewichtsreduktion berichtet. Dazu nur so viel: Es ist aus verschiedenen Gründen äußerst problematisch, größere Mengen an Fettgewebe chirurgisch zu entfernen.

Wenn Sie dann Ihr Ernährungsverhalten nicht ändern, ist damit kein dauerhafter Erfolg möglich, weil sofort neues Fettgewebe gebildet wird, sobald Sie sich weiter zu viele überschüssige Kalorien einverleiben. Fettabsaugung ist daher kein geeignetes Verfahren, um Übergewicht auf Dauer zu beseitigen.

Durch einen kleinen Hautschnitt wird eine dünne Kanüle ins Unterhautfettgewebe geschoben. Nach Fettgewebsverflüssigung mit einer enzymhaltigen Lösung können dann kleinere Fettgewebsstückchen abgesaugt werden. Auf diese Weise lassen sich aber pro Sitzung nur maximal 1–2 l Fettgewebe entfernen. Infolge der Verletzung kleiner Blutgefäße ist bereits bei solchen Mengen ein stärkerer Blutverlust zu befürchten. Wundinfektionen sind glücklicherweise selten. Daneben können weitere Probleme auftreten bis hin zu Fettembolien als gefährlichster Komplikation. Die Fettabsaugung ist deshalb nur als kosmetischer Eingriff bei örtlichen Fettpolstern, z. B. bei »Reithosenspeck«, sinnvoll. Zur Behandlung von Übergewicht ist dieses Verfahren aber ungeeignet.

WICHTIG

Fettabsaugung (Liposuktion)

- Nur von einem in dieser Technik erfahrenen plastischen Chirurgen durchführen lassen.
- Damit lassen sich kosmetisch störende kleine Fettgewebspolster entfernen.
- Ist kein geeignetes Verfahren, um Übergewicht zu beseitigen.

Kommerzielle Gewichtsreduktions-programme

Im Folgenden wollen wir Ihnen einige Programme vorstellen, die in Deutschland weit verbreitet sind und bei richtiger Auswahl und Anwendung durchaus empfohlen werden können.

Weight Watchers

PRAXISTIPP

- Durchgeführt in Gruppen, keine ärztliche Betreuung.
- Geeignet für leicht bis deutlich Übergewichtige mit BMI 25–35 ohne zusätzliche Gesundheitsprobleme.
- Bewertung: bewährte, alltagstaugliche Konzepte für mäßig Übergewichtige ohne Begleiterkrankungen, die kein Problem haben, an Gruppensitzungen teilzunehmen.

Programm: Kalorienreduzierte Ernährung (1100–1300 Kalorien/Tag ausgewogene Mischkost) und Änderung des Essverhaltens. 3-Phasen-Konzept aus Abnahme-, Erhaltungsphase und Dauermitgliedschaft. Gruppen von 8 bis 12 Personen mit Gruppenleiter/in (erfolgreicher früherer Teilnehmer/in mit Zusatzausbildung). Wöchentliche Treffen, tägliches Essprotokoll.

Vorteile: Ausgewogene, abwechslungsreiche Ernährung, auch auf Dauer günstig. Gruppe motiviert und unterstützt bei vielen eine Gewichtsabnahme. Im Alltag problemlos durchführbar.

Nachteile: Gruppenzwang für manche Übergewichtige unangenehm. Abstimmung mit betreuendem Arzt nicht optimal gelöst, aber medizinische Betreuung oft nicht zwingend erforderlich.

Ergebnisse: Nach Eigenangaben durchschnittliche Dauer der Mitgliedschaft 13 Wochen, dabei mittlere Gewichtsabnahme von 6,4 kg. Hohe Abbruchrate. Bei Dauermitgliedern mittlerer Gewichtsverlust von 12,7 kg. Konzept wissenschaftlich gut belegt.

Kontaktadresse: Weight Watchers Deutschland GmbH
Grafenberger Allee, 40237 Düsseldorf
Service-Telefonnr.: 0 18 02/23 45 64
www.weightwatchers.de

Optifast52-Programm

PRAXISTIPP

- Derzeit rund 35 Therapiezentren in größeren Städten, meist an Krankenhäusern oder großen Praxen.
- Geeignet ausschließlich für Personen mit BMI über 30.
- Aufgrund der intensiven Betreuung auch für Übergewichtige mit Begleit- und Folgeerkrankungen gut geeignet.
- Bewertung: Ausgereiftes, umfassendes Behandlungskonzept für stark Übergewichtige mit begleitenden Gesundheitsstörungen. Das Programm mit der größten Gewichtsabnahme, aber hoher Aufwand. Nach Beendigung meist deutliche Gewichtszunahme, aber insgesamt keine schlechten Langzeitergebnisse.

Programm: Mehrphasiges Programm in Gruppen von 12 bis 15 Teilnehmern. Nach einwöchiger Vorbereitungsphase mit medizinischer und psychologischer Voruntersuchung wird die Eignung überprüft. Dann 12-wöchige Fastenphase mit Formuladiät (800 kcal/Tag), gleichzeitig ärztliche Betreuung und regelmäßige Gruppensitzungen. In der nachfolgenden Umstellungs- und Stabilisierungsphase (insgesamt 39 Wochen) verhaltenstherapeutisch orientierte Betreuung.

Vorteile: Sehr gute und sichere Gewichtsabnahme unter regelmäßiger Betreuung durch ein Expertenteam. Gute Kombination von Ernährungs-, Verhaltens- und Bewegungstherapie. Umfangreiches Begleitmaterial.

Nachteile: Zu wenig flexibel, individuelle Situation wird nicht ausreichend berücksichtigt. Oft weite Anfahrtswege.

Ergebnisse: Nach Eigenangaben mittlere Gewichtsabnahme von 20–25 kg nach 52 Wochen bei niedriger Aussteigerquote (10–20 %). 1 Jahr nach Beendigung Wiederzunahme in der Größenordnung von 40–60 % des Gewichtsverlusts. Zirka 20 % halten das Gewicht über 1–3 Jahre.

Kontaktadresse:
Novartis Nutrition GmbH
Zielstattstr. 40
81379 München
Service-Telefonnr.: 089/787 76 50
www.optifast.de

BCM-Diätprogramm

PRAXISTIPP

BCM-Programme (BCM steht für »Body Cell Mass« = Körperzellmasse) werden in Deutschland hauptsächlich über Arztpraxen angeboten, die vertraglich gebunden sind.

- Geeignet am ehesten für Übergewichtige mit BMI zwischen 25 und 35.
- Da ärztliche Betreuung, auch für Übergewichtige mit Begleiterkrankungen geeignet.
- Bewertung: Akzeptables Behandlungsprogramm, das sich vor allem durch die langfristige ärztliche Betreuung auszeichnet.

Programm: Drei Phasen der Fettreduktion sollen zur Reduzierung des Körperfetts und zur Stabilisierung der Körperzellmasse führen. In der Phase 1 werden 2 Hauptmahlzeiten durch ein »Nahrungsergänzungs«-Präparat – im Grunde eine Formuladiät – ersetzt, eine normale kohlenhydrat- und ballaststoffreiche Mahlzeit bleibt. In Phase 2 nur noch eine Mahlzeit mit Nahrungsergänzung, in Phase 3 keine Nahrungsergänzung mehr und Stabilisierung des neuen Ernährungsverhaltens.

Gruppen von 15 bis 20 Teilnehmern. Regelmäßige Bestimmung des Fettanteils und der Körperzellmasse mittels Bioimpedanzanalyse.

Ergebnisse: Nach einem Jahr haben 38 % der Teilnehmer einschließlich »Aussteiger« 5 % oder mehr vom Ausgangsgewicht verloren.

Vorteile: Langfristiges Behandlungskonzept unter ärztlicher Anleitung, sodass gute medizinische Betreuung gewährleistet ist. Ausgewogene Ernährung.

Nachteile: Steigerung der körperlichen Bewegung kommt meist zu kurz. Bisher wenig über Behandlungsergebnisse bekannt.

Kontaktadresse:
PreCon GmbH
Tel.: 0 8105-773266
E-Mail: info@precon.de
www.precon.de

DGE-Programm: Ich nehme ab

PRAXISTIPP

- Selbsthilfeprogramm mit 12 Modulen, über beliebigen Zeitraum anwendbar.
- Geeignet für mäßig übergewichtige Personen (BMI 25 – 35).
- Bewertung: ausgewogenes, flexibles und kostengünstiges Programm.

Programm: Stark verhaltenstherapeutisch ausgerichtetes Selbstmanagementprogramm mit guter Ernährungsinformation und praktikablen Empfehlungen für Bewegungssteigerung in 12 Modulen, das nach freier Wahl verwendet werden kann.

Ergebnisse: Nach einem Jahr mittlere Gewichtsabnahme von 3–4 kg. Dabei aber wünschenswerte Veränderung der Zusammensetzung der Ernährung.

Vorteile: Einfaches und kostengünstiges Programm, dabei ausgewogene Ernährung, keine Nebenwirkungen zu erwarten.

Nachteile: keine ärztliche Betreuung eingeplant, deshalb vorher Eignungsprüfung durch betreuenden Arzt zu empfehlen.

Kontaktadresse:
Deutsche Gesellschaft für Ernährung
Godesberger Allee 18
53175 Bonn
Tel.: 0228/377 66 00
www.dge.de

M.O.B.I.L.I.S

WISSEN

- Sportmedizinisch ausgerichtetes Gewichtsreduktionsprogramm, insgesamt ausgewogenes Konzept.
- Geeignet für Menschen mit BMI zwischen 30 und 40 und wenigstens einer Folgeerkrankung.
- Bewertung: ausgewogenes interdisziplinäres Programm.

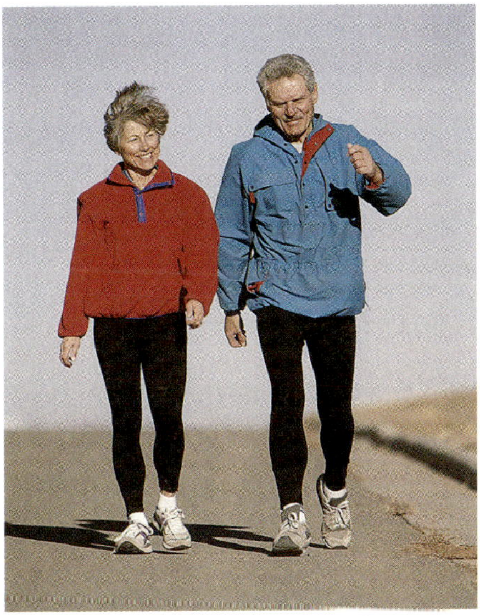

▲ Bewegung gehört zu nahezu jedem Abnehmprogramm dazu.

Programm: im Vordergrund steht ein individuelles Bewegungsprogramm. Ernährungsprogramm, Verhaltensänderungstraining und medizinische Betreuung runden das Programm ab.

Ergebnisse: In einer Pilotstudie wurde eine mittlere Gewichtsabnahme von 9 kg berichtet. Systematische wissenschaftliche Studien fehlen.

Vorteile: Ausgewogenes Konzept, günstige Wirkung auf das Herz-Kreislauf-System zu erwarten, ein großer Teil der Kosten wird bei erfolgreicher Teilnahme von einzelnen Kassen (Barmer, DAK u. a.) rückerstattet

Nachteile: keine grundsätzlichen, aber weitere Informationen (Langzeitergebnisse, Nebenwirkungen etc.) dringend erforderlich

Kontaktadresse:
Universitätsklinikum Freiburg
Abt. Rehabilitative und präventive Sportmedizin
Hugstetter Str. 55
79106 Freiburg
www.mobilis-programm.de

Alternative Heilmethoden

Das Angebot an »alternativen Methoden« zur Gewichtsabnahme ist schier unerschöpflich und bunt schillernd. Im Folgenden präsentieren wir Ihnen eine Zusammenstellung mit kurzer Bewertung.

Akupunktur, Akupressur

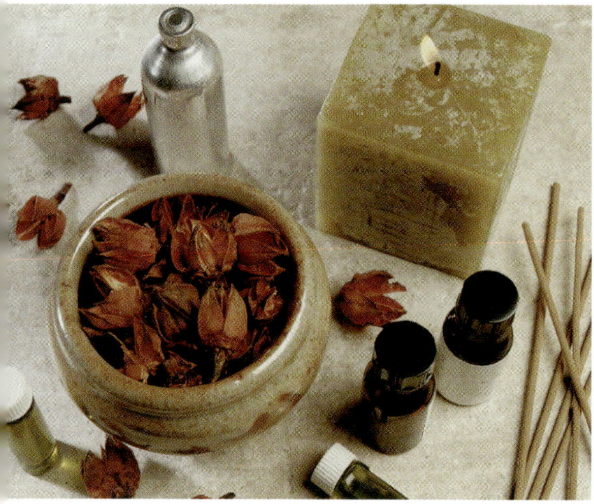

▲ Es gibt zahlreiche alternative Heilmethoden, deren Erfolge jedoch fraglich sind.

Immer wieder wurde behauptet, dass Akupunktur und Akupressur eine Gewichtsabnahme unterstützen können. Dies soll über eine stimulierende Wirkung auf den Vagusnerv zustande kommen. Über eine Beeinflussung der Verdauungsvorgänge soll schließlich der Appetit unterdrückt werden. Es gibt viele Einzelberichte über positive Wirkungen. In den letzten Jahren wurden mehrere systematische wissenschaftliche Studien zur Wirkung dieser Methoden auf die Gewichtsabnahme durchgeführt. Dabei haben sich sowohl Akupunktur als auch Akupressur als weitgehend wirkungslos erwiesen, sodass davon keine Hilfe zu erwarten ist.

Hypnose

Hypnoseärzte bieten ihre Methoden immer häufiger in Frauenzeitschriften zur Behandlung des Übergewichts an. Damit soll angeblich das Unterbewusstsein mit Essregeln zum Schlankwerden programmiert werden können. Ferner soll es möglich sein, von übermäßigen Hungergefühlen befreit zu werden. Auch wenn einzelne Menschen für die Hypnose-Therapie durchaus empfänglich sein mögen, gibt es bisher keinen überzeugenden wissenschaftlichen Beleg, dass man mit Hypnose das Essverhalten langfristig ändern und schlank werden kann.

Heilfasten

Das Heilfasten nach Buchinger wird schon lange als wirksame Methode zur Gewichtsreduktion propagiert. Dabei wird in der Fastenperiode durch eine extrem einseitige, für Menschen mit Vorerkrankungen nicht ganz ungefährliche Diät eine gute Gewichtsabnahme erreicht. Im Prinzip handelt es sich um eine Crash-Diät. Danach kommt es in aller Regel zu einer raschen Gewichtszunahme, da kein Lerneffekt besteht. Systematische wissenschaftliche Studien fehlen.

Schroth-Kur

Im Rahmen einer meist 3-wöchigen Kur wird eine Kost angeboten, die hauptsächlich aus Kohlenhydraten besteht in Form von z. B. Gemüsesuppen, Brot, Kompott, Kartoffeln, Reis, Gries und Fruchtsäften. »Trinktage« wechseln mit »Trockentagen«, wobei die geringe Flüssigkeitszufuhr an den Trockentagen nicht ganz unbedenklich ist. Die tägliche Kalorienzufuhr liegt bei etwa 600–800 kcal und ist dazu noch sehr eiweiß- und fettarm. Eine solch einseitige Kost ist nicht ungefährlich, sie wird allerdings fast immer unter ärztlicher Aufsicht durchgeführt. Auch der Lerneffekt fehlt, zum dauerhaften Abnehmen also völlig ungeeignet.

Schlankheitsmittel

WICHTIG

- Bitte fallen Sie nicht auf falsche »Heilsversprechungen« herein!
- Nur wenige Schlankheitsmittel besitzen tatsächlich eine begrenzte Wirkung, sind aber oft gefährlich.
- Beim Rest ist keine oder kaum eine Wirksamkeit nachgewiesen.
- Die meisten haben bestenfalls einen Plazebo-Effekt (Scheinwirkung).

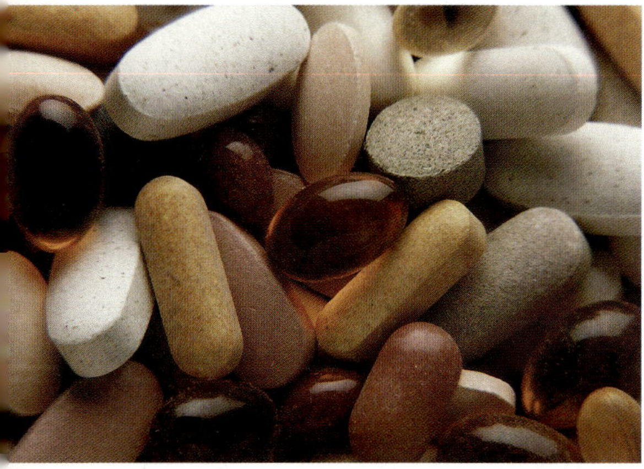

▲ Verlassen Sie sich nicht auf die Werbeslogans von »Schlankheitsmittelchen« – die meisten Präparate erzielen nicht die versprochene Wirkung oder haben sogar gefährliche Nebenwirkungen.

Dem Einfallsreichtum für Schlankheitsmittel sind offensichtlich keine Grenzen gesetzt. Es ist unmöglich, alle Präparate aufzuzählen und zu bewerten, die derzeit für die Behandlung von Übergewicht angepriesen werden. Die meisten Wundermittel sind auffällig kurzlebig. Der Mechanismus ist dabei immer der gleiche: Bei ihrer manchmal verzweifelten Suche nach wirksamen Methoden zum Abnehmen lassen sich Übergewichtige allzu leicht von vollmundigen Sprüchen anlocken. So probieren sie viele »Mittelchen« aus, die Hilfe versprechen, auch wenn dies – nüchtern und kritisch betrachtet – äußerst unwahrscheinlich ist. Wenn sie dann feststellen, dass das ersehnte Wunder ausbleibt, wird das betreffende Mittel rasch zur Seite gelegt. Dann muss ein neues Präparat her, was aber letztlich nur den Umsatz des Herstellers erhöht.

Die allermeisten Schlankheitsmittel haben keine nachgewiesene Wirksamkeit, einige davon können sogar gefährliche Nebenwirkungen auslösen. Im Folgenden stellen wir Ihnen häufig angepriesenen Substanzen vor.

Amphetamine und verwandte Substanzen

WICHTIG

Von einer Einnahme dieser Präparate zur Gewichtsabnahme raten wir Ihnen ab.

Die meisten der ursprünglich entwickelten Substanzen aus dieser Gruppe sind schon vor Jahren wegen gefährlicher Nebenwirkungen aus dem Verkehr gezogen worden. Nur noch wenige Mittel mit schwacher Wirkung, aber dennoch mitunter gefährlichen Nebenwirkungen werden angeboten, z. B. Recatol (Phenylpropanolamin), Regenon (Amfepromonhydrochlorid). Diese Präparate sind in Deutschland rezeptpflichtig und dürfen nur für 3 Monate eingenommen werden.

Amphetamine stimulieren das sympathische Nervensystem, das z. B. Herz und Verdauungsorgane steuert. Sie erhöhen kurzfristig die Aufmerksamkeit, halten wach und können sogar euphorisierend wirken. Darüber hinaus kommt es zu einer Appetitverminderung und damit zu einer mäßigen Gewichtssenkung. Allerdings nimmt die Wirkung auf Hunger- und Sättigungszentren bereits nach Wochen oder wenigen Monaten ab.

Nebenwirkungen von Amphetaminen

- Unruhe, Übererregtheit, Schlaflosigkeit,
- Schwindel, Herzrasen, Bludrucksteigerung,
- Mundtrockenheit, Zittern, Schweißausbruch,
- am gefährlichsten: pulmonale Hypertonie = Lungenhochdruck,
- gewisse Gefahr der Suchtentwicklung (innerhalb weniger Wochen).

Ephedrinhaltige Mittel

WICHTIG

Von einer Einnahme dieser Präparate zur Gewichtsabnahme raten wir Ihnen ab.

Auch ephedrinhaltige Präparate wirken ähnlich wie die Amphetamine als Appetitzügler. Sie können – bei nicht bestimmungsgemäßem Gebrauch – zu erheblichen Nebenwirkungen führen: z. B. Nervosität, Zittern, Schweißausbrüche, Unruhe, Schlafstörungen, Bluthochdruck, Augendruckerhöhung, Herzrhythmusstörungen bis hin zu psychischen Veränderungen. Das Bundesinstitut für gesundheitlichen Verbraucherschutz und Veterinärmedizin und das Bundesinstitut für Arzneimittel und Medizinprodukte haben bereits im April 2002 vor schweren Gesundheitsschäden durch das Ephedra-Kraut, auch Ma-Huang genannt, gewarnt. In den USA wurde diese Substanz für etliche Todesfälle verantwortlich gemacht und ist dort mittlerweile verboten. In Deutschland sind noch einige ephedrinhaltige Präparate erhältlich.

PRAXISTIPP

Vorsicht bei chinesischen Kräutermischungen

In chinesischen Schlankheitstees oder Kräutermischungen wurde häufig u. a. das Ephedra-Kraut (Ma-Huang) nachgewiesen. Ephedra-Alkaloide werden auch unter dem Namen Mormonentee oder Meerträubel besonders im Internet angepriesen.

Extrakte aus Bitterorangen mit »natürlichem Ephedrin« werden als neuer Renner angeboten. Bitterorangenextrakte enthalten Synephrin, eine ganz ähnliche Substanz wie das Ephedrin mit gleichem Nebenwirkungsspektrum. Risikoreich sind auch Kombinationen mit Aspirin (Acetylsalicylsäure) und Koffein.

Schilddrüsenhormone

Schilddrüsenhormone können den Stoffwechsel beschleunigen und auf diese Weise den Grundumsatz erhöhen und damit das Körpergewicht senken. Bei Menschen mit Schilddrüsenüberfunktion beobachtet man daher typischerweise einen Gewichtsverlust. Allerdings gehen dabei besonders Muskulatur und anderes Körpereiweiß verloren, nur etwa die Hälfte des Gewichtsverlusts beruht auf der eigentlich erwünschten Abnahme des Körperfetts. Bei normal arbeitender Schilddrüse bleibt das Körpergewicht stabil.

Um eine Gewichtsabnahme zu erreichen, sind hohe Dosen von Schilddrüsenhormonen erforderlich, sodass eine künstlich erzeugte Überfunktion ent-

WICHTIG

- Schilddrüsenhormone dürfen nicht zur Therapie von Übergewicht eingesetzt werden.
- Nur wenn eine Unterfunktion der Schilddrüse Ursache des Übergewichts ist, sollten Schilddrüsenhormone verabreicht werden – aber nur bis zur Normalisierung der Schilddrüsenfunktion.

steht. Dies kann aber zu schweren Nebenwirkungen führen wie Beschleunigung des Pulsschlags, Zittern, Schweißausbruch, innere Unruhe, Schlaflosigkeit, mitunter sogar Herzrhythmusstörungen.

Algenpräparate und andere jodhaltige Schlankheitsmittel

Es gibt verschiedene frei verkäufliche Schlankheitsmittel, die Jod in teilweise sehr großen Mengen enthalten. Dazu zählen u.a. Algenpräparate wie auch Blasentang (Fucus vesiculosus) und Knotentang (Ascophyllus nodosus). Die Jodmenge in diesen Substanzen ist großen Schwankungen unterworfen und mitunter extrem hoch. Da Jod für die Bildung von Schilddrüsenhormonen benötigt wird, kann bei dafür empfänglichen Menschen eine schwere Überfunktion ausgelöst werden. Gefährlich werden können größere Jodmengen auch bei bereits bestehender Schilddrüsenüberfunktion. Auch einige Medikamente (z. B. Lithium, Amiodaron) enthalten Jod, bei weiterer Jod-Einnahme durch solche Schlankheitsmittel kann so die tolerable Menge leicht überschritten werden.

WICHTIG

Von derartigen Präparaten ist daher eindeutig abzuraten.

Entwässernde Mittel (Diuretika)

Verschreibungspflichtige Diuretika

Diuretika fördern die Ausscheidung von Wasser und Kochsalz. Durch den Wasserverlust wird eine Gewichtsabnahme vorgetäuscht, die eigentlich erwünschte Verringerung des Körperfetts unterbleibt aber. Der erzielte Flüssigkeitsverlust wird vom Körper meist rasch wieder ausgeglichen, wenn diese Medikamente abgesetzt werden.

Es kann aber dennoch zu gravierenden Nebenwirkungen kommen wie Blutdruckabfall, Schwindel, Ohnmacht, Anstieg von Blutzucker und Harnsäure, Kalium- und Magnesiummangel.

Richtig angewendet (z. B. bei Herzschwäche oder Bluthochdruck) sind dies wertvolle und nützliche Substanzen. Zur Behandlung des Übergewichts sind sie aber nicht sinnvoll und können gerade bei falscher Anwendung gefährliche Nebenwirkungen verursachen.

Entwässernde Mittel auf pflanzlicher Basis

Auch manche »Schlankheitstees« oder -präparate auf pflanzlicher Basis enthalten entwässernde Substanzen, z. B. Birkenblätter, Brennnessel, Hauhechelwurzel, Wacholderbeeren und Zinnkraut. Diese Präparate regen geringgradig die Nierentätigkeit an und führen zu einer Ausschwemmung von Wasser und Mineralsalzen. Durch den Wasserverlust wird eine Gewichtsabnahme vorgetäuscht, zur eigentlich erwünschten Reduktion des Körperfetts kommt es aber nicht. Der regelmäßige oder größere Konsum derartiger Tees kann durchaus zu Nebenwirkungen, wie z. B. Blutdruckabfall, Schwindel und Kreislaufstörungen führen, weshalb man davon abraten muss.

Abführmittel

Auch Abführmittel werden gerne zum Abnehmen missbraucht. Besonders Produkte auf pflanzlicher Basis werden als Schlankheitsmittel angepriesen. Die Nahrung soll so schnell durch den Darm »gejagt« werden, dass die Nährstoffe gar nicht aufgenommen werden.

Abführmittel wirken aber im Dickdarm und fördern dort den Stuhlgang. Die Nahrung wird jedoch bereits im Dünndarm vollständig verdaut und aufgenommen, sodass sich damit keine wirksame Gewichtsabnahme erzielen lässt. Es kommt lediglich zu einem vermehrten Wasserverlust. Bei längerer Einnahme kann auch ein gefährlicher Kaliummangel entstehen, der u. a. zu Herzrhythmusstörungen, Muskelschmerzen, Darmlähmung und psychischer Verstimmung führen kann.

WICHTIG

Eine unsachgemäße und längerfristige Einnahme solcher Präparate ist daher abzulehnen.

Schlankheitstees

Großer Beliebtheit erfreuen sich auch so genannte Schlankheitstees. wie z. B. Puerh-Tee aus China. Jede schwarze oder grüne Teesorte enthält kreislaufanregende Substanzen, die z. B. den Pulsschlag erhöhen oder uns ein wenig zum Schwitzen bringen. Bei Tieren konnten die im Tee enthaltenen Substanzen den Energieverbrauch erhöhen und den Appetit etwas dämpfen, beim

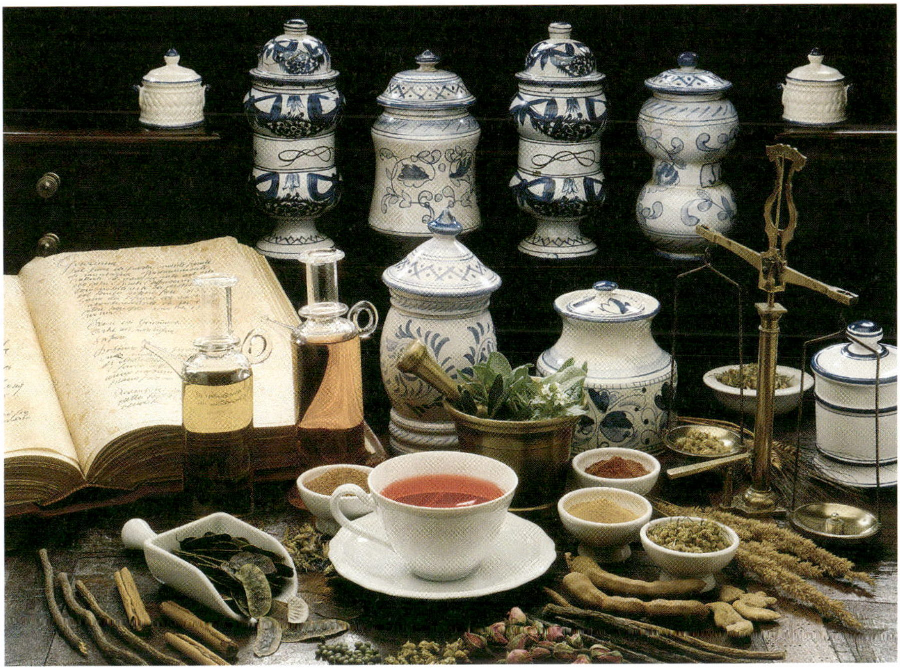

▲ Tee ist als kalorienfreies Getränk sehr zu empfehlen – spezielle (teure) Schlankheitstees sind jedoch entbehrlich.

Menschen fand sich aber nur eine schwache gewichtssenkende Wirkung. Im Übrigen lässt sich eine solche Wirkung mit jeder beliebigen Schwarz- oder Grünteesorte erzielen.

Enzympräparate

Auch Enzympräparate – meist auf der Basis tropischer Früchte wie z. B. Ananas oder Papaya (Bromelain, Papain) – werden als Schlankheitsmittel propagiert. Postuliert wird vor allem ein beschleunigter Fettabbau. Ein gewichtssenkender Effekt wurde aber niemals nachgewiesen, auch ein positiver Einfluss auf die Fettverbrennung ist keineswegs belegt. Außerdem werden die meisten dieser Enzyme im Magen und Darm selbst verdaut und sind damit unwirksam.

Ballaststoffpräparate und Quellmittel

Ballaststoffpräparate und Quellmittel enthalten große Mengen an Kollagen, Cellulose, Alginat, Inulin, Guarkernmehl oder andere pflanzliche Ballaststoffe bzw. Pflanzenfasern (z. B. aus der Konjac-Wurzel). Diese Substanzen quellen im Magen auf, sodass ein vermeintlich voller Magen und somit Sättigung vorgetäuscht wird. Eine überzeugende Wirkung im Sinne einer langfristigen Gewichtsabnahme ließ sich in den wenigen bisherigen Studien nicht feststellen.

PRAXISTIPP

CM3 Alginat

- Ohne eine gleichzeitige Ernährungs- und Lebensstilveränderung sind Alginate ohne Nutzen.
- Der gewichtssenkende Effekt ist – auch langfristig – bisher nicht ausreichend belegt.
- Ganz wichtig ist eine große Trinkmenge bei der Einnahme.

Matricur-Sättigungskomprimate (Kollagen). Die Kapseln enthalten Kollagen, das im Magen aufquellen und damit ein schnelleres Sättigungsgefühl erzeugen soll. Ohne eine gleichzeitige Ernährungs- und Lebensstilveränderung bringt die Einnahme dieser Produkte keinen großen Nutzen. Zu diesem Präparat liegen keine Studien vor, sodass eine Wirkung bisher nicht ausreichend belegt ist. Auch hier ist wieder auf eine große Trinkmenge zu achten.

Für viele andere Ballaststoff-Produkte existieren keine aussagekräftigen klinischen Studien hinsichtlich Wirksamkeit und Sicherheit. Bei wenigen untersuchten Substanzen ist eine gewisse Wirksamkeit belegt, Langzeitergebnisse fehlen aber. Unklar ist, inwieweit man durch eine normale ballaststoffreiche Kost nicht die gleiche Wirkung erreichen kann. Eine ausreichende Trinkmenge ist unbedingt notwendig, da sonst die Gefahr des Darmverschlusses nicht ausgeschlossen werden kann.

Meerestierschalen-Präparate (Chitosan)

Chitosan ist ein Abfallprodukt aus Meerestierschalen. Die Substanz (Poly-Glukosamin) gelangt unverdaut in den Darm, dabei soll sie Nahrungsfette binden, die über den Stuhl wieder ausgeschieden werden. In Untersuchungen fand sich lediglich eine minimale Erhöhung der Fettausscheidung. Bisherige Studien zeigten keinen signifikanten Gewichtsverlust. Von einer Einnahme derartiger Präparate zur Gewichtssenkung ist daher wenig zu erwarten.

Carnitin und andere Fatburner

Carnitin ist eine wichtige körpereigene Substanz, die den Fettsäure-Transport in die Mitochondrien fördert. Dort werden die Fettsäuren dann verbrannt. Übergewichtige Menschen weisen aber keinen Carnitin-Mangel auf. Untersuchungen haben zudem gezeigt, dass die Gabe von Carnitin beim Menschen die Fettverbrennung nicht steigert und auch zu keiner Gewichtsabnahme führt.

Homöopathische Mittel

Homöopathische Quellen empfehlen zur Gewichtsreduktion meist eine »ganzheitliche« Behandlung in dem Sinne, dass unterstützend zu einer Ernährungsumstellung und Änderung der Lebensweise ein »Konstitutionsmittel« gegeben werden soll, das dem jeweiligen Menschen am besten entspricht. Manchmal werden auch einzelne Substanzen angepriesen, v.a. der Wirkstoff Madar (z.B. Madar D4) aus der Wurzelrinde des asiatischen Madarstrauches. Angeblich sollen Sättigung und Energiehaushalt dadurch günstig beeinflusst werden. Es existieren bisher keinerlei wissenschaftliche Belege für die Wirksamkeit homöopathischer Mittel. Positiv ist aber der Ansatz im Sinne einer Lebensstiländerung.

Garcinia cambogia und Hoodia Kaktus

Aus der tropischen Frucht Garcinia cambogia werden Extrakte gewonnen, die Hydroxyzitronensäure enthalten. Diese Substanz soll die Fettaufnahme im Darm verringern. Wirklich belegt ist dieser angebliche Effekt bisher nicht.

Auch dem Hoodia Kaktus aus der Wüste Kalahari werden Hunger stillende Eigenschaften nachgesagt. In Untersuchungen fand man eine Substanz, die angeblich den Appetit hemmen soll. Ausreichend belegt ist diese Wirkung bisher nicht.

Eine Einnahme dieser exotischen Substanzen können wir Ihnen also derzeit nicht empfehlen.

Modediäten

Immer wieder werden neue Diätformen kreiert und dann vollmundig angepriesen. Oft klafft eine große Lücke zwischen Vermarktung und tatsächlichem Nutzen.

»Low-carb«-Diäten (Atkins-Diät)

Die Welle von »Low-carb«- oder kohlenhydratarmen Diäten war in den letzten Jahren in den USA sehr populär und hat in der Folge auch in Deutschland eine gewisse Bedeutung erlangt. Grundaussage ist, dass Kohlenhydrate wie Brot, Kartoffeln u.a. den Blutzuckerspiegel und damit den Insulinspiegel stark erhöhen. Wenn Kohlenhydrate weggelassen werden, können die gespeicherten Fette besser verbrannt werden.

Demzufolge besagen die Diätempfehlungen, dass die Kohlenhydratzufuhr drastisch eingeschränkt werden soll, z.T. auf bis zu 20 g am Tag in der 1. Phase der Atkins-Diät. Stattdessen können Eiweiß und Fett unbegrenzt gegessen werden.

Es gibt bisher einige Studien über die Dauer eines Jahres, in denen tatsächlich eine schnelle Gewichtsabnahme in den ersten Wochen beobachtet werden konnte. Die Ursache für den schnellen Gewichtsverlust zu Beginn ist nicht ganz geklärt, eine wichtige Ursache ist aber sicher, dass das Energiedefizit bei komplettem Verzicht auf Kohlenhydrate größer ist als bei der üblichen energiereduzierten Kost. Nach 1 Jahr ist der Gewichtsverlust aber nicht mehr unterschiedlich. Das Hauptproblem bei der Atkins-Diät ist, dass die fettreiche Kost möglicherweise die Blutgefäße schädigt und das Auftreten von Herzinfarkt und Schlaganfall fördert, sodass die meisten Experten von einer solchen Ernährung auf längere Sicht abraten.

Wer aber mit der üblichen Ernährungsumstellung nicht abnimmt, kann durchaus für einige Wochen oder Monate eine »Low-carb«-Diät versuchen. Anschließend sollte aber eine Umstellung auf eine eher fettarme, ballaststoffreiche Kost zur Sicherung des Langzeiterfolgs erfolgen, was vielen Menschen nicht leicht fallen dürfte. Die praktische Erfahrung zeigt auch, dass die meisten Diätwilligen eine »low-carb«-Diät wegen der engen Lebensmittelauswahl nicht lange durchhalten.

Glyx-Diäten

Glyx steht für »glykämischer Index« (GI). Dieser Wert zeigt an, wie stark ein kohlenhydrathaltiges Lebensmittel, wie z. B. Zucker, Brot, Nudeln, Kartoffeln, Obst u. a., den Blutzucker erhöhen. Je höher der Blutzucker nach einer Mahlzeit ansteigt, desto mehr Insulin wird freigesetzt. Ein hohes Insulin soll die Fettverbrennung hemmen, aus diesem Grund wird lediglich ein Verzehr von Produkten mit niedrigem GI empfohlen. Außerdem soll eine Ernährung mit niedrigem GI besser sättigen und damit schlank machen.

Würde man dieses Konzept konsequent umsetzen, müsste man einen reichlichen Verzehr von Schokolade empfehlen, da der GI von Schokolade aufgrund des hohen Fettgehalts sehr niedrig ist. Es gibt weitere Ungereimtheiten, sodass letztlich nicht viel für eine besondere Wirksamkeit solcher Diäten spricht.

Im Übrigen ist darauf hinzuweisen, dass eine ausgewogene Ernährung wie jene der Deutschen Gesellschaft für Ernährung oder die hier vorgestellte Ernährung ohnehin eine Kost mit niedrigem GI darstellt.

WICHTIG

So schön diese Aussagen klingen, so wenig sind sie bisher belegt. Die wenigen Studien, die es bisher gibt, zeigen keinen überzeugenden Vorteil einer Ernährung mit niedrigem GI.

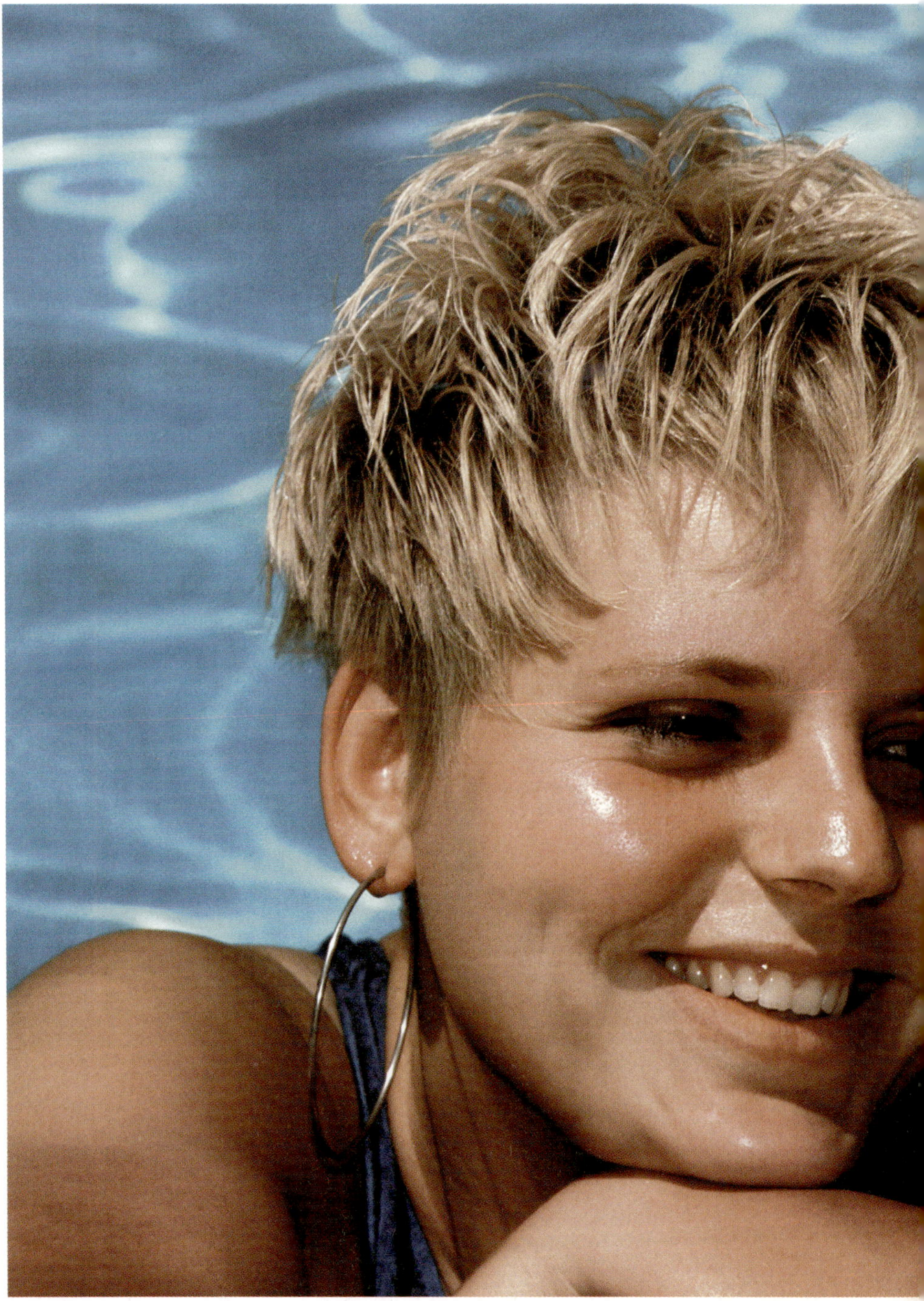

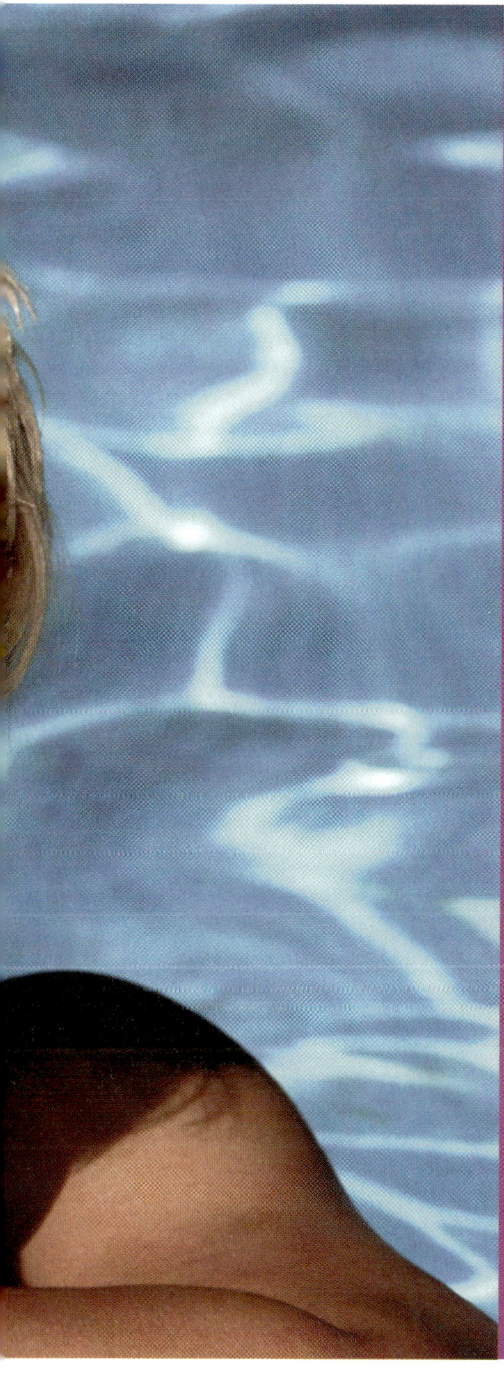

So halten Sie Ihr Wunschgewicht

Um Ihr erzieltes Gewicht zu halten, müssen Sie am Ball bleiben, d. h. weiterhin die beschriebenen Ernährungs- und Bewegungsgrundsätze in die Tat umsetzen. Wie Sie Krisen überwinden und üppige Festtagsessen kalorienverträglich überstehen beschreiben wir im Folgenden. Sicherlich wird es Sie auch motivieren, wenn Sie nachlesen, wie sich mögliche Beleitkrankheiten mit jedem abgenommenen Kilo bessern.

Nur nicht nachgeben!

Noch schwieriger, als Gewicht abzunehmen, ist, es auf Dauer auch zu halten. Leider ist die Rückfallquote bei allen Verfahren – mit Ausnahme der chirurgischen Magenverkleinerung – unerfreulich hoch. Je nachdem, welche Methode angewandt und wann nachuntersucht wird, liegt sie zwischen 50 und 95 %. Auch bei sehr erfahrenen Übergewichtsspezialisten können im Durchschnitt nur 15 bis 20 % der Betroffenen das reduzierte Körpergewicht auf längere Sicht halten.

Dennoch sollten Sie sich von solchen Durchschnittswerten nicht entmutigen lassen. Sie haben es letztlich selbst in der Hand, auch auf lange Sicht erfolgreich zu sein. Dazu müssen Sie sich vor allem klar machen, dass es sich um ein lebenslanges Problem handelt und dass Sie daher Ihren Lebensstil auf Dauer ändern müssen. Wie Sie den langfristigen Erfolg sichern können, erfahren Sie im Folgenden.

Essen Sie weniger als vorher. Durch die Gewichtsabnahme geht auch Ihr Energieverbrauch zurück. Das bedeutet, dass Ihr Körper jetzt weniger Kalorien benötigt, um sein Gewicht zu halten. Wenn Sie 10 kg abnehmen, geht Ihr Energieverbrauch schätzungsweise um 300–500 Kalorien zurück. Deshalb können Sie Ihr neues Gewicht nur halten, wenn Sie auf Dauer etwa 300–500 kcal weniger essen als vorher. Wer dagegen wieder in seine alten Essgewohnheiten und Essensmengen zurückfällt, wird zwangsläufig aufs Neue zunehmen. Das wird auch als Jo-jo-Effekt bezeichnet, lässt sich aber durchaus vermeiden.

Eingefleischte Verhaltensmuster über Bord werfen. Unser Essverhalten ist das Ergebnis eines jahrzehntelangen Lern- und Prägungsprozesses, das uns völlig in »Fleisch und Blut« übergegangen ist. Solche Verhaltensmuster zu ändern, ist eine langwierige Angelegenheit, die sehr viel Motivation und Geduld erfordert. Auch wenn immer wieder das Blaue vom Himmel versprochen wird, dass »es ganz einfach geht«, sollten Sie nicht enttäuscht sein, wenn es doch Anstrengung kostet. Sie sollten sich dies einmal bewusst vor Augen führen. Gehen Sie deshalb in kleinen Schritten vor und belohnen Sie sich schon für Etappensiege.

Eine positive Nachricht: amerikanische Wissenschaftler haben kürzlich berich-

PRAXISTIPP

So halten Sie Ihr Gewicht besser

- Essen Sie weniger als vor dem Abnehmen.
- Überprüfen Sie von Zeit zu Zeit kritisch, was Sie essen und trinken!
- Sorgen Sie für regelmäßige körperliche Bewegung.
- Stärken Sie Ihre Motivation immer wieder.
- Bleiben Sie in Kontakt mit Ihrem behandelnden Arzt, Gruppenleiter und anderen »Leidensgenossen«.
- Haben Sie Geduld mit sich selbst.

tet, dass diejenigen, die für etwa 2 Jahre ihr neues Gewicht halten konnten, sich in der Folgezeit viel leichter taten. Das neue Essverhalten hatte sich dann fast schon festgesetzt.

Schleichende Gewichtszunahme. Das Wiederzunehmen geschieht meist schleichend, ja fast unbemerkt. Typischerweise nimmt man zu Beginn einer Diät zunächst gut ab. Man ist hoch motiviert und will einen raschen Erfolg sehen. Aber der beste Kampfgeist erlahmt nach einiger Zeit. Man achtet nicht mehr so streng auf das Essen, man kann den täglichen Verführungen nicht mehr so konsequent widerstehen. Zunächst unmerklich, aber schließlich unübersehbar beginnt das Gewicht wieder zu steigen. Allmählich entsteht ein Gefühl der Gleichgültigkeit. – So oder ähnlich können auch gut geplante Behandlungsversuche enden. Na, erkennen Sie sich wieder? Jetzt wird es höchste Zeit, um gegenzusteuern. Verfallen Sie nicht wieder in Ihren alten Trott. Sie müssen neue Kraft schöpfen, um sich zur Wehr zu setzen. Denn ein solcher Rückfall lässt sich durchaus vermeiden.

Wie Sie einen Rückfall vermeiden

Kennen Sie Ihre persönlichen Schwachpunkte? Vielleicht sind sie Ihnen schon lange bewusst. Oder verschließen Sie immer wieder die Augen, wenn es um Ursachenforschung geht? Wir haben Ihnen im Folgenden einige typische Situationen zusammengestellt, die bei den meisten Rückfällen eine Rolle spielen.

Alle diese Lebenssituationen kommen vor und können leicht dazu führen, dass Sie die richtige Ernährung und den aktiveren Lebensstil vernachlässigen oder wieder aufgeben. Wenn Sie Ihre Schwierigkeiten erkannt haben, dann überlegen Sie, wie Sie Ihr Gewichtsproblem wieder in den Griff bekommen. Schützen Sie sich durch geeignete Gegenstrategien vor dem Rückfall. Die

PRAXISTIPP

Was trifft auf Sie zu

Bitte genau unter die Lupe nehmen:

- Sie lassen sich bei Geschäftsessen, Einladungen etc. zu oft zum Schlemmen verführen.
- Sie essen zu viele Snacks oder Süßigkeiten zwischendurch und achten nicht mehr auf Ihren persönlichen Ernährungsplan.
- Sie vernachlässigen Ihre körperliche Bewegung mit den üblichen Ausreden vom schlechten Wetter, fehlender Zeit usw.
- Durch den Alltagstrott erlahmt Ihre Motivation.
- Sie sind an der Schwelle zu einem neuen Lebensabschnitt, z. B. neuer Arbeitsplatz, Familiengründung oder Trennung vom Partner. Die Umstellung auf die neue Situation fordert Ihre ganze Kraft, dabei geht das neu erlernte Essverhalten wieder verloren.
- Plötzliche finanzielle Sorgen, Konflikte in der Familie bzw. Partnerschaft, berufliche Schwierigkeiten oder andere Probleme tauchen unvermittelt auf und setzen Ihnen zu.

folgenden Tipps können Ihnen in einer solchen Krisensituation helfen.

Wenn der Kampfgeist erlahmt:

- Sprechen Sie offen mit Ihrem Arzt, Ihrer Diätassistentin oder Menschen Ihres Vertrauens (Leidensgenossen, Freunde) über dieses Problem.
- Versuchen Sie, selbst Lösungsmöglichkeiten zu finden, die für Sie umsetzbar und alltagstauglich sind.
- Setzen Sie diese neue Strategie so rasch wie möglich in die Tat um.
- Setzen Sie sich absichtlich typischen »Stresssituationen« aus und üben Sie, wie Sie diese am besten bewältigen können.
- Trainieren Sie solche »Erste-Hilfe-Maßnahmen« in regelmäßigen Abständen.
- Stellen Sie sicher, dass Sie gerade in solchen Krisensituationen die Unterstützung Ihres Partners oder Ihrer Freunde erhalten.

Wie Sie Festessen »unbeschadet« meistern

Genießen Sie besondere Essanlässe, aber überlegen Sie sich vorher, wie Sie sich verhalten. Wenn Sie zum Essen weggehen oder eingeladen sind, dann sparen Sie am besten Kalorien hierfür schon im Vorfeld ein, zum Beispiel:

- morgens 1 Scheibe Vollkornbrot mit magerem Belag,
- mittags 3 kleine, mittlere Pellkartoffeln mit Kräuterquark (Magerstufe),
- nachmittags evtl. 1 Apfel.

Wenn Sie am Tag danach weniger Hunger verspüren, dann zwingen Sie sich nicht zum Essen! Freuen Sie sich und sparen Sie Kalorien ein. Zusätzlich können Sie auch mit einem Plus an Bewegung die überschüssigen Kalorien kompensieren.

Richtiges Verhalten am Bufett. Nehmen Sie sich nicht wahllos, sondern wohl überlegt:

- keine Brötchen vorab,
- mit Salat anfangen: nur ca. 1 TL Salatsoße,
- das Beste zuerst: von Ihrer bevorzugten Speise eine mittlere Portion (bei kalorienreichen nur eine kleine Portion),
- evtl. nochmal Salat,
- als Dessert am besten Obst (ohne Soße oder Sahne),
- eine Sünde ist erlaubt, es bleibt Ihnen überlassen, ob beim Hauptgericht oder beim Nachtisch (z. B. bei fettarmem Fisch als Dessert ein kleines Stück Tiramisu).

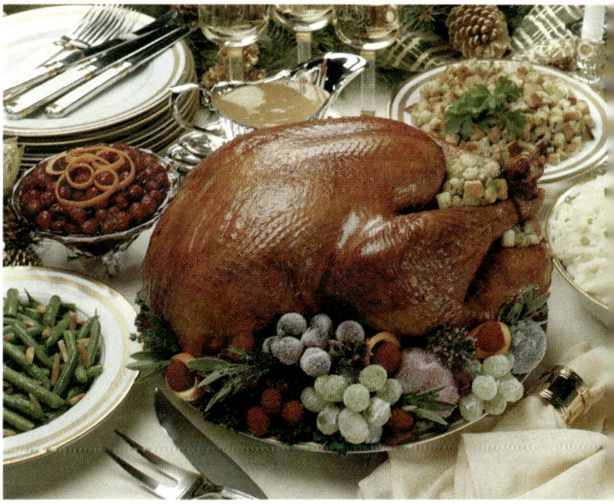

▲ Es gibt einige Tricks, um auch bei solchen Festessen nicht die Kontrolle zu verlieren.

Die richtige Strategie bei Menüs. Genießen Sie das gemeinsame Essen, aber halten Sie sich trotzdem an folgende Regeln:

- keine Brötchen vorab,
- pro Gang mindestens ½ oder ⅔ zurückgehen lassen (Ausnahme: Salat),
- nach Beendigung eines Ganges Besteck weglegen und möglichst rasch abräumen lassen,
- wenn Ihnen etwas nicht besonders schmeckt, dann bitte unbedingt liegen lassen,

- vom Käse nur 2–4 ganz kleine Stückchen,
- evtl. einen Gang ganz überspringen und dafür beim nächsten etwas mehr,
- als Dessert Fruchtsalat oder frisches Obst,
- kein Aperitif, kein Saft, 1 Glas Wein maximal und Mineralwasser.

Familienfeiern. Was Sie beachten sollten:

- Sie müssen nicht bei jedem Essangebot zugreifen.
- Achten Sie auf Ihr echtes Hungergefühl.
- Beschränken Sie sich, z. B. mittags ⅓ Portion, nachmittags 1 Stück fettarmer Kuchen, Salat und Gemüse so viel Sie wollen (1–2 TL Soße).
- Bewegen Sie sich unbedingt zwischendurch.

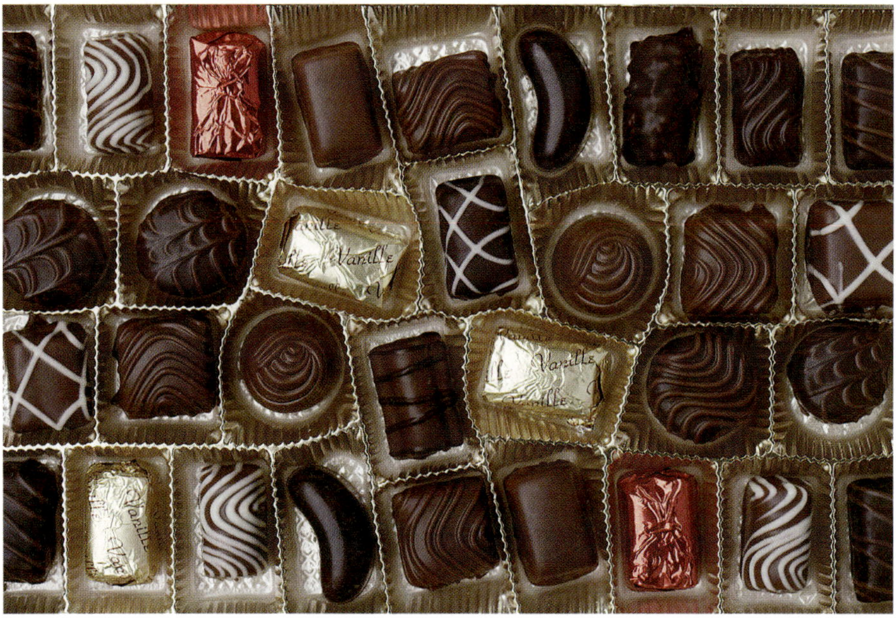

▲ Lassen Sie sich nicht durch andere zum Mehressen verführen oder überreden.

Kreativer Umgang mit einer »Krise«

Viele kennen diese Situation: Seit Wochen wird am Gewicht gearbeitet und Sie haben sogar schon einiges abgenommen, doch plötzlich: »rien ne va plus« – die Anzeige der Waage bewegt sich keinen Millimeter mehr nach unten. Dabei bemühen Sie sich wirklich, Ihren Ernährungsplan einzuhalten und sich mehr zu bewegen.

Kein Wunder! Jahrtausendelange Erfahrungen im Überlebenskampf haben den menschlichen Körper so programmiert, dass er beim Fasten alle Register zieht, um eine größere Gewichtsabnahme zu vermeiden. Er reduziert seinen Kalorienverbrauch: der Stoffwechsel wird gedrosselt, der Grundumsatz geht zurück und – wegen der geringeren Nahrungsmenge – auch die Verdauungsarbeit. Bei gleich bleibender Kalorienaufnahme fällt dann das Abnehmen immer schwerer. Manchmal schleichen sich aber auch kleine Fehler ein und lassen den Erfolg ebenfalls ins Stocken geraten.

PRAXISTIPP

Nicht verzagen – weitermachen

- Die Phasen, in denen die Gewichtsabnahme stagniert, treten meist schon nach wenigen Wochen auf.
- Glauben Sie jetzt nicht, versagt zu haben.
- Prüfen Sie kritisch Ihre Lebensweise.
- Wenn sich kein Fehler findet, dann verringern Sie die tägliche Essensmenge noch um 200–500 Kalorien.
- Achten Sie aber darauf, einigermaßen satt zu werden, z. B. indem Sie reichlich Salat oder Gemüse essen.

Das Langsamerwerden der Gewichtsabnahme ist normal

Geben Sie sich nicht selbst die Schuld für dieses scheinbare »Scheitern«. In Wirklichkeit ist das Langsamerwerden der Gewichtsabnahme eher ein normaler Vorgang auf dem steinigen Weg zu einem niedrigeren Körpergewicht. Die psychologischen Auswirkungen dieser »Energiesparmechanismen« können fatal sein. Es ist daher ganz wichtig, dass Sie diese Phase nicht als persönlichen

PRAXISTIPP

So bewältigen Sie die Krise

- Klären Sie zunächst, ob die Fehler bei Ihnen liegen:
- Haben Sie Ernährungsfehler gemacht?
- Die Bewegung zu sehr vernachlässigt?
- Auch wenn dies zutrifft: Sie sollten sich keine Vorwürfe machen, es hat nichts mit »Versagen« zu tun.
- Schreiten Sie stattdessen zur Tat: Bereinigen Sie Ihre Fehler und machen Sie weiter.

Misserfolg betrachten. Leider wird diese Krisensituation für manche zum Wendepunkt, an dem sie »alles hinwerfen«, nach dem Motto »Es hat eh keinen Sinn, da kann ich ja gleich aufhören«. Eine solche Reaktion wäre grundverkehrt und würde nur Ihren bisherigen Erfolg zunichte machen.

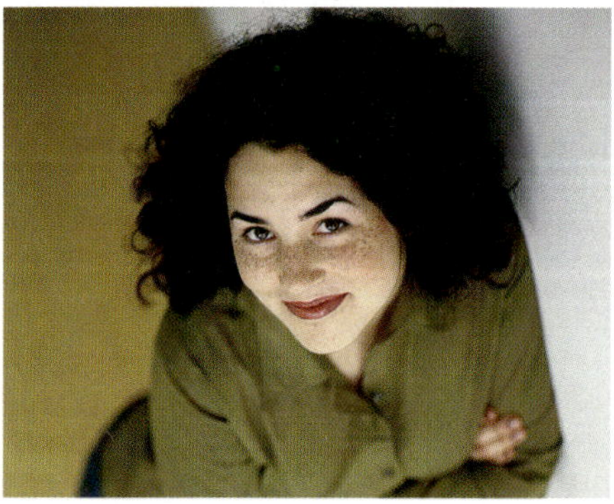

▲ Seien Sie nicht zu streng mit sich. Wenn Sie ein Etappenziel erreicht haben, ist das ein beachtlicher Erfolg.

Verzeihen Sie sich Ausrutscher

Jeder macht mal Fehler, sündigt ein bisschen. Es ist durchaus normal, einen »Fahrplan« nicht immer hundertprozentig einzuhalten. Das Wesentliche aber ist, dass »der Zug nicht stehen bleibt oder gar entgleist«, sondern trotz Verzögerungen weiterfährt und im Ziel ankommt. Also verzeihen Sie sich Ihren Ausrutscher großzügig. Versuchen Sie aber, Ihren Fahrplan besser einzuhalten, und lassen Sie sich nicht von Ihrem Ziel abbringen.

Wollen Sie eine Pause machen?

In einer solchen Situation können Sie natürlich auch überlegen, ob es Zeit für eine Pause ist. Sie haben eine wichtige Etappe geschafft, gut Gewicht verloren, warum nicht erst mal pausieren? Halten Sie an Ihren neuen Essgewohnheiten fest und versuchen Sie, die Gewichtskurve nicht wieder nach oben klettern zu lassen. Und wenn es doch passiert? Dann verzagen Sie nicht gleich; es wird bestimmt der Zeitpunkt kommen, an dem Sie wieder stärker motiviert sind, Ihr Gewicht in den Griff zu bekommen. Vor allem wenn zusätzliche – berufliche, finanzielle, familiäre – Probleme auftreten, kommt man gern »vom rechten Weg« ab. Es hat dann wenig Sinn, etwas erzwingen zu wollen. Legen Sie stattdessen eine kleine Pause ein, bis Sie wieder neue Kraft geschöpft haben, um mit der Gewichtsabnahme weiterzumachen.

Reduzieren Sie die Kalorienmenge noch etwas

Wenn Sie keine wesentlichen Fehler bei sich entdecken konnten, so drängt sich eine andere Überlegung auf: Da Ihr Gewicht jetzt niedriger ist, benötigt Ihr Körper weniger Kalorien als zuvor, um seinen Bedarf zu decken. Bisher haben Sie mit einer bestimmten Nahrungsmenge gut abgenommen, jetzt ist Ihr Körper an einem neuen »Gleichgewicht« angekommen: Verbrauch = Zufuhr. Wenn Sie weiter abnehmen wollen, müssen Sie Ihre Nahrungsmenge jetzt noch stärker einschränken. Sie können ersatzweise auch versuchen, Ihre körperliche Bewegung zu steigern. Mit den bereits verlorenen Pfunden dürfte Ihnen dies ohnehin leichter fallen.

PRAXISTIPP

Einmal pro Woche einen »Gemüsetag« einlegen

Wer sein Gewicht immer noch nicht erfolgreich halten kann, sollte folgendes versuchen: zum Beispiel immer montags einen »Gemüsetag« machen.

- An diesem Tag können Sie entweder eine Formuladiät mit 700–800 kcal (reichlich trinken) durchführen oder
- einfach nur gekochtes Gemüse in beliebiger Menge mit 1–2 Bechern Magerjoghurt essen.
- Nach unserer Erfahrung kann ein solcher »Fastentag« gut helfen, Fehler »auszubügeln« und das Gewicht stabil zu halten.

Langfristige Nachbetreuung zahlt sich aus

Eine wichtige Hilfe, um Rückfälle zu vermeiden, ist eine langfristige Betreuung durch Ihren behandelnden Arzt, Psychologen oder durch Ihre Therapiegruppe. Halten Sie auch nach Beendigung der Abnahmephase den Kontakt zu Ihren Therapeuten aufrecht. Sie können auch telefonieren oder sich hin und wieder nur brieflich melden, auf jeden Fall sind Ihre Erfolgschancen dann wesentlich größer.

Erfolgreich abgenommen – so dankt es Ihnen Ihre Gesundheit

Schon die Abnahme von wenigen Kilo hat einen positiven Einfluss auf Ihre Gesundheit: die Gelenkbeschwerden lassen nach, die Blutzuckerwerte verbessern sich, der Blutdruck sinkt und man bekommt wieder »leichter Luft«. Und ist der Anfang erst einmal gemacht, dann spricht der Erfolg für sich selbst.

Zuckerkrankheit (Diabetes mellitus)

WICHTIG

10 Kilo abnehmen verbessert Ihren HbA1c-Wert um ca. 1–2 %.

WISSEN

- Normale Blutzuckerwerte: nüchtern unter 100 mg/dl und nach einer Mahlzeit nicht über 140 mg/dl.
- Insulin aus der Bauchspeicheldrüse und andere Hormone regulieren die Blutzuckerhöhe.
- Insulin senkt den Blutzucker, indem es – einem Schlüssel ähnlich – die Körperzellen aufschließt, damit diese Zucker aus dem Blut aufnehmen und daraus Energie gewinnen können.
- Diabetes erkennt man an erhöhten Blutzuckerwerten.

Wenn Sie Diabetiker sind und abgenommen haben, dann besteht doppelter Grund zur Freude. Denn Sie haben nicht nur Ihre Blutzuckereinstellung, sondern auch Ihr Risikoprofil verbessert. Jedes Kilo wirkt sich nicht nur positiv auf Ihren Blutzucker aus, sondern senkt auch Ihren Blutdruck und Ihr LDL-Cholesterin und vieles andere mehr.

Typ-1-Diabetes

Der Typ-1-Diabetes beginnt meist im Kindes- oder Jugend-, selten im Erwachsenenalter. Da die Bauchspeicheldrüse wenig oder kein Insulin mehr bildet, ist das Spritzen von Insulin unumgänglich. Auch als Typ-1-Diabetiker profitieren Sie von der Gewichtsabnahme: Ihre Insulineinstellung und Ihr Risikoprofil werden günstig beeinflusst, was sich wesentlich auf

Lebenserwartung und Lebensqualität auswirkt.

Typ-2-Diabetes

Der Typ-2-Diabetes ist die häufigste Diabetesform (ca. 5 Millionen Deutsche). Es erkranken vor allem Übergewichtige, in der Regel nach dem 35. Lebensjahr. Immer öfter wird diese früher als »Altersdiabetes« bezeichnete Störung heute auch bei übergewichtigen Jugendlichen und jungen Erwachsenen beobachtet.

Als Typ-2-Diabetiker dürfen Sie sich über Ihre verlorenen Pfunde besonders freuen, denn Gewichtsabnahme (inklusive Ernährungsumstellung) ist die erste und wichtigste Behandlungsmaßnahme. Meist genügt bereits ein Gewichtsverlust von 5 bis 10 kg, um eine rasche Besserung oder sogar Normalisierung der Blutzuckerwerte herbeizuführen.

Übergewicht plus erbliche Veranlagung. Das Gros der Typ-2-Diabetiker ist übergewichtig. Bei erblicher Vorbelastung kommt es in der Regel erst durch Übergewicht zum Ausbruch der Krankheit. Trotzdem wird nicht jeder Übergewichtige zwangsläufig zuckerkrank – die meisten bleiben davon verschont, da sie nicht erblich vorbelastet sind. Im Nachkriegs-Deutschland, als es fast nur schlanke bis untergewichtige Menschen gab, war der Typ-2-Diabetes so gut wie verschwunden. Erst als die Bundesbürger mit steigendem Wohlstand an Gewicht zulegten, tauchte diese Diabetesform wieder auf. Heute ist sie eine »Volkskrankheit«.

PRAXISTIPP

Was kann man sonst noch tun beim Typ-2-Diabetes?

- Wenn Sie sich an unsere Ernährungsempfehlungen im Basisprogramm halten, so praktizieren Sie bereits die moderne »Diabetesdiät«.
- Die Kohlenhydratmengen (in Form von BE) in der Ernährung brauchen Sie nur dann beachten, wenn Sie Sulfonylharnstoffe (z. B. Glibenclamid oder Glimepirid) einnehmen oder Insulin spritzen.
- Wenn Ihre Blutzuckereinstellung trotz Abnehmen und Ernährungsumstellung nicht befriedigend ist, dann kommen Medikamente zum Einsatz. Beim übergewichtigen Typ-2-Diabetiker wird man zunächst Metformin oder Acarbose erwägen. Sulfonylharnstoffe und Insulintherapie haben den Nachteil, dass es darunter leicht zu einer Gewichtszunahme kommt.
- Die Ernährungsumstellung muss natürlich auch bei der Therapie mit Medikamenten beibehalten werden.

Fettstoffwechselstörungen

WISSEN

Typisches Blutfettprofil bei Übergewicht

- Triglyzeridwerte erhöht,
- Gesamtcholesterin oft normal oder nur leicht erhöht,
- »gutes« HDL-Cholesterin meist zu niedrig,
- »schlechtes« LDL-Cholesterin meist etwas zu hoch,
- besonders ungünstige Fetttröpfchen (Small-dense-Lipoproteine).

Die typischen Blutfettwerte bei Übergewicht fördern die Entstehung von Durchblutungsstörungen – besonders an den Herzkranzgefäßen – und erhöhen letztendlich das Risiko von Herzinfarkt und Schlaganfall. Über Ihre verlorenen Pfunde können Sie sich besonders freuen, denn Abnehmen ist die wirksamste Behandlung dieser Fettstoffwechselstörungen. Das »gute« HDL-Cholesterin kann zwar im Rahmen einer Gewichtsreduktion zunächst etwas abfallen, steigt bald danach aber über den Ausgangswert hinaus an.

Wie hoch sollen die Blutfettwerte sein?

- Triglyzeride unter 150 mg/dl.
- Gesamtcholesterinwert idealerweise unter 180 mg/dl,
  - HDL = »gutes« Cholesterin« bei Frauen über 50 mg/dl, bei Männern über 40 mg/dl.
  - LDL = »schlechtes« Cholesterin ist abhängig vom Vorliegen weiterer Risikofaktoren wie z. B. Rauchen, Bluthochdruck, Zuckerkrankheit, koronarer Herzerkrankung, Familienbelastung für Gefäßkrankheiten.
- Bei Zuckerkrankheit oder bei koronarer Herzerkrankung am besten unter 100 mg/dl.
- Bei der Bestimmung der Blutfette sollten Sie nüchtern sein.

Was tun bei hohem Cholesterinspiegel?

WICHTIG

- Zirka 80 % des Cholesterins im Blut bildet der Körper selbst, nur 20 % stammen aus der Nahrung.
- Ein hoher Cholesterinspiegel fördert die Arteriosklerose (= Gefäßverkalkung).
- Die häufigsten Ursachen der Arteriosklerose sind Übergewicht, falsche Ernährung und/oder vererbte Störungen im Cholesterinstoffwechsel.

Cholesterinerhöhungen (bis zu 250–300 mg/dl). Diese lassen sich oft durch Ernährungsumstellung und eine Gewichtsabnahme von wenigen Kilo entscheidend bessern. Bei Einhaltung der Ernährungsempfehlungen des Basisprogramms kann der Cholesterinspiegel um bis zu 30 % sinken. Dennoch wird nicht selten zusätzlich ein Medikament benötigt.

Bei Cholesterinwerten über 300 mg/dl. Dann ist meist die Gabe von Medikamenten angezeigt; Abnehmen und Ernährungsumstellung sind aber auch dann eine wichtige Grundlage der Behandlung (Einsparung von Medikamenten und Senkung des Gesamtrisikos). Heute werden überwiegend CSE-Hemmer (= Statine) verordnet, sie sind äußerst wirksam und gut verträglich.

PRAXISTIPP

Welche Lebensmittel senken das »schlechte« LDL-Cholesterin?

- Äpfel, 2 am Tag,
- Nüsse: eine kleine Handvoll, (nicht zu viel, da fettreich),
- Haferflocken,
- Knoblauch,
- Weizenkleie,
- andere Ballaststoffe wie Flohsamen.

Am besten eine gemischte pflanzlich betonte Kost mit Äpfel, Haferflocken und einer kleinen Menge Nüsse.

Gicht

Durch Gewichtsabnahme und eine gezielte Ernährung lassen sich Gichtbeschwerden fast immer vermeiden, auch wenn Sie erblich belastet sind.

Ist Ihr Harnsäurespiegel im Blut zu hoch (ab 6,5 mg/dl), dann können Harnsäurekristalle entstehen, die sich im Gewebe ablagern und zu Gelenkentzündungen und Nierensteinen führen. Dieses Krankheitsbild bezeichnet man als Gicht. Männer sind davon wesentlich häufiger betroffen als Frauen. Je höher der Harnsäurespiegel ist, desto wahrscheinlicher wird das Auftreten eines typischen Gichtanfalls.

Verzichten Sie auf purinreiche Lebensmittel

Purine sind Nahrungsbestandteile, die zu Harnsäure abgebaut und über den Urin ausgeschieden werden. Bei der Gicht ist die Harnsäureausscheidung gestört. Daher sollten Sie auf besonders purinreiche Lebensmittel weitgehend verzichten. Besonders purinreiche Lebensmittel sind:

- Innereien, Geflügelhaut,
- einige Fischsorten (Bückling, Hering, Ölsardinen, Lachs, Sprotten),
- Schalen- und Krustentiere,
- bestimmte Gemüsearten (Sojabohnen, Erbsen, Linsen).

PRAXISTIPP

So ernähren Sie sich richtig bei Gicht

Grundlage ist die empfohlene Ernährung im Basisprogramm. Zusätzlich beachten:

- weitgehend verzichten auf besonders purinreiche Lebensmittel,
- fettarm,
- nicht mehr als 100 (max. 150) g Fleisch, Wurst oder Fisch pro Tag,
- trinken Sie reichlich (2–3 l pro Tag),
- nur wenig alkoholische Getränke höchstens 1 alkoholisches Getränke am Tag (1 Glas Bier oder Wein, denn Alkohol hemmt die Harnsäureausscheidung).

Wenn Sie zu erhöhtem Harnsäurespiegel neigen, dann können Sie sich über Ihre Gewichtsabnahme besonders freuen. Denn Hauptursache der Gicht ist zwar eine Stoffwechselstörung. Diese besteht aber meist nur unterschwellig und kommt erst durch Übergewicht bzw. eine falsche Ernährung (reich an Kalorien, Fett, Purinen und Alkohol) zum Ausbruch. Allein durch Gewichtsabnahme lässt sich in vielen Fällen der Harnsäurespiegel senken oder gar normalisieren.

Richtiger Lebensstil bei Gicht:

- Übergewicht abbauen,
- regelmäßige körperliche Bewegung,
- keine zu rasche Gewichtsabnahme,
- keine Essens- und Alkoholexzesse (Harnsäurespiegel steigt exzessiv an).

Was tun bei Gicht?

Die o. g. Ernährungs- und Lebensstilempfehlungen sind Basis für eine erfolgreiche Therapie. Wenn Sie sich daran halten, dann bekommen Sie in den meisten Fällen Ihren Harnsäurespiegel in den Griff. Ob die Diät allein ausreicht oder ob Sie zusätzlich Medikamente brauchen, hängt davon ab, wie stark Ihre Harnsäure erhöht ist und wie ausgeprägt Ihre Beschwerden sind. Zur Behandlung des akuten Gichtanfalls werden entzündungshemmende Medikamente wie Diclofenac oder Indometacin eingesetzt. Zur Senkung des erhöhten Harnsäurespiegels wird Allupurinol verabreicht.

In der Abnehmphase kann es – besonders bei entsprechender Veranlagung – zu einem vorübergehenden Harnsäureanstieg kommen. Besondere Vorsicht ist bei rascher Gewichtsabnahme geboten. Dann sollten die Harnsäurespiegel kontrolliert und ggfs. vorbeugend Allopurinol gegeben werden.

Herz- und Kreislauf-Erkrankungen

Bluthochdruck (Hypertonie)

Wenn Sie zu Bluthochdruck neigen und Gewicht abgenommen haben, dann dürfen Sie sich ganz besonders freuen. Denn Übergewicht fördert die Entstehung von Bluthochdruck: Etwa zwei Drittel aller Hochdruckkranken bringen zu viele Pfunde auf die Waage. Wenn Sie Übergewicht haben, ist die Gewichtsabnahme der wichtigste Schritt zur Blutdrucksenkung. Jedes Kilogramm, das Sie verlieren, senkt Ihren Blutdruck um etwa 1 mmHg.

Was tun bei Bluthochdruck?

- Gewicht abnehmen,
- Ernährung nach dem Basisprogramm plus salzarm plus wenig Alkohol,
- regelmäßige körperliche Bewegung,
- Stress abbauen, regelmäßige Entspannung.

Oft bessert schon eine Gewichtsabnahme von 5 bis 10 kg die Blutdruckwerte ganz erheblich. Dadurch können auch Medikamente reduziert oder ganz weggelassen werden. Unsere Ernährungsempfehlungen im Basisprogramm – echte Allheilmittel gegen etliche Erkrankungen – helfen Ihnen, auch bei Bluthochdruck. Zusätzlich sollten Sie Ihren Kochsalzverbrauch auf höchstens 5–6 g pro Tag einschränken (bei unserer Durchschnittskost kommen wir auf 10–15 g Kochsalz). Und vergessen Sie nicht: Regelmäßige körperliche Betätigung und eine Lebensweise mit Entspannungspausen senken ebenfalls Ihren erhöhten Blutdruck.

PRAXISTIPP

So reduzieren Sie Ihren Salzkonsum

- Beim Kochen sparsam mit dem Salzstreuer umgehen.
- Lieber zu schmackhaften frischen Kräutern greifen.
- Auf das Nachsalzen bei Tisch verzichten.
- Salzreiche Nahrungsmittel wie herzhafte Knabbereien, Fertiggerichte aller Art, geräucherte Lebensmittel, Gewürzmischungen etc. meiden.
- Achten Sie bei Ihrem Mineralwasser auf Natriumwerte unter 20 mg pro Liter.
- Sie können auch Salzersatzmittel verwenden.

Herzinfarkt und Schlaganfall

Herz-Kreislauf-Erkrankungen, die durch eine Gefäßverkalkung bedingt sind, und zu Herzinfarkt und Schlaganfall führen können, sind Todesursache Nummer 1. Ihre Entstehung wird durch eine Reihe von Risikofaktoren begünstigt:

- Fettstoffwechselstörungen (vor allem hohes LDL-Cholesterin),
- Bluthochdruck,
- Zuckerkrankheit,
- Rauchen.

Bei Übergewichtigen sind diese Risikofaktoren häufiger (Rauchen ausgenommen). Doch auch wer keine derartigen Risikofaktoren besitzt, hat allein durch sein Übergewicht ein erhöhtes Herzinfarktrisiko.

Durch eine Gewichtsabnahme haben Sie Ihr Risiko deutlich verringert und Ihre gesundheitliche Situation erheblich verbessert: der Blutdruck sinkt, das LDL-Cholesterin fällt, das HDL-Cholesterin steigt, der Stoffwechsel verbessert sich, das Herz wird entlastet und die Lunge besser durchlüftet. Auch regelmäßige körperliche Bewegung hat einen zusätzlichen positiven Effekt auf Ihr Herz-Kreislauf-System. Sogar bereits bestehende Gefäßverkalkungen können sich wieder etwas zurückbilden.

Herzschwäche (Herzinsuffizienz)

Übergewicht bedeutet eine ständige Mehrbeanspruchung und führt nicht selten zu einer Verdickung des Herzmuskels. Auf lange Sicht kann das Organ dieser Dauerbelastung oft nicht standhalten und entwickelt eine Herzschwäche. Besonders ausgeprägte Fälle beobachtet man bei starkem Übergewicht (etwa ab BMI 35), was dann sogar lebensbedrohlich werden kann.

WICHTIG

Für jedes Kilo zu viel muss Ihr Herz zusätzliche Pumparbeit leisten.

Über Ihre verlorenen Pfunde können Sie sich freuen! Denn bereits eine Gewichtsabnahme von wenigen Kilo entlastet Ihr Herz deutlich, bessert Beschwerden wie Kurzatmigkeit oder Wassereinlagerung in den Beinen und erhöht Ihre Leistungsfähigkeit.

Venenerkrankungen

Überbleibsel aus der Schwangerschaft, Nebeneffekt der Pille oder erbliche Veranlagung – nur wenige bleiben im Lauf ihres Lebens gänzlich von Krampfadern verschont. Wussten Sie schon, dass auch Übergewicht dieses Venenleiden stark begünstigt?

Die Venen transportieren sauerstoffarmes Blut zum Herzen. Ventilähnliche Klappen verhindern, dass das Blut in die falsche Richtung zurückfließt. Schließt eine Klappe nicht mehr richtig, dann staut sich das Blut in diesem Venenabschnitt, die betroffene Vene schwillt an und es entsteht eine so genannte Krampfader. Besonders anfällig dafür sind unsere Venen an den Unterschenkeln.

Sie können sich über Ihre Gewichtsabnahme besonders freuen. Da die Venen im Unterhautfettgewebe zwischen Haut und Muskeln liegen, wird der Rücktransport des Blutes normalerweise durch Muskelbewegungen unterstützt. Wenn die Fettschicht dünner wird, funktioniert diese Muskelpumpe wieder besser und die Venenklappen können wieder besser schließen. Auch mit körperlicher Bewegung fördern Sie den Blutfluss in Ihren Venen und beugen Krampfadern vor.

PRAXISTIPP

Venengymnastik öfter mal zwischendurch

- Im Sitzen Knie durchdrücken, nur mit den Füßen Kreis-Bewegungen machen, erst ein Fuß, dann der andere, 10-mal nach links und 10-mal nach rechts (3-mal wiederholen).
- Im Sitzen Knie durchdrücken, Fuß auf- und abbewegen 10-mal (4-mal wiederholen).

Gelenkerkrankungen

Gelenkbeschwerden sind bei Übergewichtigen die häufigste Ursache für Fehlzeiten am Arbeitsplatz und für vorzeitige Berentung.

Übergewicht bedeutet eine enorme Mehrbelastung für unser Skelettsystem. Besonders beansprucht – und daher besonders anfällig für Abnutzungserscheinungen – sind Hüft-, Knie-, Knöchelgelenke und die Wirbelsäule. Eine Arthrose kann zwar oft verschiedene Ursachen haben wie Alter, Gicht, Rheuma, Entzündungen oder Fehlstellungen der Gelenke. Aber zweifellos kann Übergewicht auch allein eine Arthrose verursachen bzw. eine bereits bestehende verschlimmern.

WISSEN

Arthrose

- Der Knochen ist im Gelenkbereich von einer schützenden Knorpelschicht überzogen.
- Nutzt sich dieser Knorpel ab, z. B. infolge einer hohen Druckbelastung, dann wird auch der darunter liegende Knochen geschädigt, und es entsteht eine Arthrose.
- Häufige Beschwerden sind Schmerzen, Schwellung und Bewegungseinschränkung.

Was tun gegen Gelenkerkrankungen?

Seien Sie glücklich über Ihren Gewichtsverlust, denn Ihre Gelenke danken es Ihnen spürbar. Bereits 5–10 Kilo weniger entlasten die Gelenke deutlich, ein weiteres Fortschreiten der Gelenkschädigung wird verhindert. Mit jedem verlorenen Pfund lassen aber nicht nur Ihre Beschwerden nach, Sie werden auch beweglicher. Der Spruch »Wer rastet, der rostet« trifft besonders für unsere Gelenke zu. Allerdings sollten Sie dies auch nicht übertreiben – zu viel schadet nämlich genauso wie zu wenig.

Krebserkrankungen

WICHTIG

Die Ernährung spielt bei der Entstehung etlicher Krebserkrankungen eine bedeutsame Rolle, etwa 30–40% aller Krebserkrankungen sind durch die Ernährung beeinflusst.

Wenn Sie überschüssige Pfunde abbauen und unsere Ernährungsempfehlungen beachten, dann können Sie dadurch auch Ihr Krebsrisiko verringern. Übergewicht und fettreiche Kost erhöhen das Krebsrisiko, z. B. für Dickdarm-, Brust-, Eierstock-, Prostatakrebs und Gebärmutterkrebs (ältere Frauen).

Das senkt Ihr Krebsrisiko in der Ernährung:

- fettarm, als Koch- und Streichfett Margarine, Oliven- und Rapsöl bevorzugen,
- weniger Fleisch und Wurst, mehr Fisch,
- viel Obst und Gemüse, überwiegend frisch (ca. 5 Portionen Obst und/oder Gemüse am Tag),
- Vollkornprodukte,
- täglich Milchprodukte,
- weniger Kochsalz,
- mäßiger Konsum von Alkohol, keine größeren Mengen hochprozentiger Alkoholika,
- Speisen nicht zu heiß konsumieren,
- verbrannte Stellen an Speisen immer wegschneiden, nicht zu häufig Grillen auf Holzkohlengrill,
- keine verschimmelten Speisen, verschimmelte Lebensmittel nicht ausschneiden, ganz wegwerfen.

Gallensteine

WICHTIG

Bei Gallensteinen behutsam abnehmen: 0,5–1 kg pro Woche. Allzu rasche Gewichtsreduktion kann die Steinbildung fördern.

Gallensteine können durch Veränderungen der Gallenflüssigkeit entstehen, z. B. wenn sie zu viel Cholesterin enthält. Übergewicht sowie eine fettreiche und ballaststoffarme Ernährung begünstigen auf diese Weise die Bildung von Gallensteinen. Allerdings spielen noch andere Faktoren eine Rolle, sodass nicht zwangsläufig jeder Übergewichtige davon betroffen ist. Besonders gefährdet sind Frauen ab 40 Jahren.

Vorbeugung und Rückfallvermeidung von Gallensteinen – das können Sie tun:

- Übergewicht vermeiden bzw. langsam senken (evtl. Gabe von Ursodesoxycholsäure und Statinen),
- fettarme und ballaststoffreiche Kost (entspricht unseren Ernährungsempfehlungen im Basisprogramm),
- zusätzlich 30 g Weizenkleie bzw. Kleieprodukte pro Tag,
- wenig raffinierte Kohlenhydrate (Lebensmittel mit Zucker, Weißmehl).

Schlaf-Atmungsstörungen (Schlaf-Apnoe-Syndrom)

Übergewicht, besonders ab BMI 35, behindert die Atmung während des Schlafs. Betroffen sind vor allem Männer, vorzugsweise Schnarcher.

Typisch ist ein unruhiger Nachtschlaf, der wegen vieler kurzer Atempausen immer wieder unterbrochen wird. Manche können sogar nur im Sitzen schlafen. Tagsüber fühlen sich die Betroffenen ständig müde oder nicken öfter ein. In manchen Fällen steht nicht die Müdigkeit, sondern ein Energieverlust im Vordergrund, dann wird die Atmungsstörung gern verkannt. In Be-

PRAXISTIPP

Was tun bei Schlaf-Atmungsstörungen?

- Wichtigste Behandlungsmaßnahme bei Übergewicht ist immer das Abnehmen.
- Oftmals ist nachts Überdruckbeatmung durch die Nase erforderlich (entfällt nicht selten nach erfolgreicher Gewichtsreduktion).
- Atemübungen sind empfehlenswert, um die unteren Lungenpartien besser zu durchlüften und um Lungeninfektionen vorzubeugen.

tracht kommen verschiedene Ursachen, die letztendlich die Funktion von Lunge

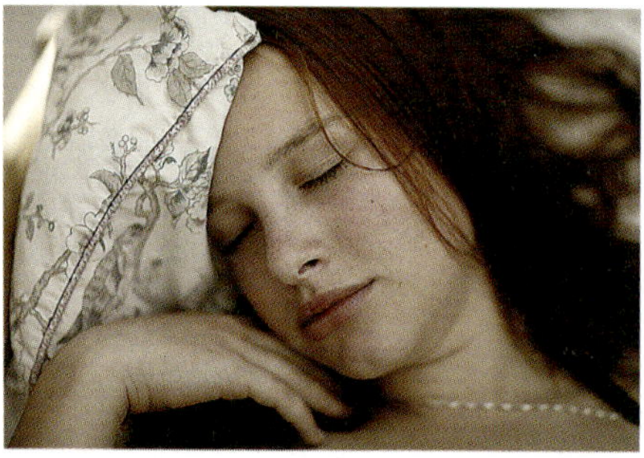

▲ Beim Schlaf-Apnoe-Syndrom treten immer wieder Atempausen auf, die den erholsamen Nachtschlaf behindern.

und Bronchien beeinträchtigen und zu einem Sauerstoffmangel im Körper führen.

Ursachen von Schlaf-Atmungsstörungen:

- Fettansammlungen im Halsbereich engen die Atemwege ein.
- Fettansammlungen im Bauch- und Brustbereich führen zu einer Minderbelüftung der unteren Lungenabschnitte.
- Andere Ursachen (z. B. hormonell bedingt oder gestörte Schlafregulation im Gehirn).

Service

Bücher zum Weiterlesen

Hauner/Hauner: **Erfolgreich abnehmen bei Diabetes.** Ratgeber für übergewichtige Typ-2-Diabetiker. Verlag Kirchheim + Co GmbH. Kaiserstr. 41, 55116 Mainz, 2004

Armbrecht: **»No sports?« 21 bequeme Schritte zu mehr Bewegung,** Haug Verlag in MVS Medizinverlage Stuttgart 2005, ISBN 3-8304-2191-5

Drebing: **Diabetes und seine Folge-Erkrankungen,** TRIAS in MVS Medizinverlage Stuttgart 2004, ISBN 3-8304-3211-9

Holst, Meiser: **55 natürliche Hilfen für die Seele.** Die besten Mittel bei Niedergeschlagenheit und Antriebslosigkeit, TRIAS in MVS Medizinverlage Stuttgart 2005, ISBN 3-8304-3252-6

Middeke: **Bluthochdruck – endlich wieder gute Werte,** TRIAS in MVS Medizinverlage Stuttgart 2005, ISBN 3-8304-3225-9

Middeke, Pospisil, Völker: **Blutdruck senken ohne Medikamente,** TRIAS in MVS Medizinverlage Stuttgart 2002, ISBN 3-8304-3272-0

Mucha: **Essstörungen erkennen, verstehen und überwinden,** TRIAS in MVS Medizinverlage Stuttgart 2003, ISBN 3-8304-3103-1

Reich, Götz-Kühne, Killius: **Essstörungen: Magersucht, Bulimie, Binge Eating,** TRIAS in MVS Medizinverlage Stuttgart 2004, ISBN 3-8304-3118-X

Standl, Mehnert: **Das große TRIAS-Handbuch für Diabetiker,** TRIAS in MVS Medizinverlage Stuttgart 2005, ISBN 3-8304-3239-9

Weiner: **Neue Chancen bei Adipositas: Magenband, Magenbypass, Magenschrittmacher,** TRIAS in MVS Medizinverlage Stuttgart 2002, ISBN 3-8304-3049-3

Nährwerttabellen

Fröleke: Kleine Nährwerttabelle der Deutschen Gesellschaft für Ernährung, 42. Auflage. Umschau Verlag, ISBN 3-8295-7135-6

Heseker, Heseker: Die aktuelle Lebensmitteltabelle bei Übergewicht. Umschau Verlag, ISBN 3-5247-1042-5

Heseker, Heseker: Die aktuelle Umschau Nährwert- und Kalorientabelle. Umschau Verlag, ISBN 3-8295-7106-2

Wichtige Adressen und Internetseiten

Deutsche Adipositas-Gesellschaft e.V.
Sekretariat
Prof. Dr. J. Westenhöfer
Fachbereich Ökotrophologie
Fachhochschule Hamburg
Lohbrügger Kirch-Str. 65
21033 Hamburg
Tel.: 04151/89 54 85
Homepage: www.adipositas-gesellschaft.de

Die Deutsche Adipositas-Gesellschaft ist eine Vereinigung der Übergewichtsexperten in Deutschland; sie gibt regelmäßig Empfehlungen für eine optimale Behandlung des Übergewichts heraus.

Deutsche Gesellschaft für Ernährung e.V. (DGE)
Godesberger Allee 18
53175 Bonn
Homepage: www.dge.de

Die Deutsche Gesellschaft für Ernährung (DGE) ist eine staatlich geförderte Einrichtung zur Herausgabe von Ernährungsempfehlungen und zur Information der Bevölkerung in Ernährungsfragen. Sie erhalten u. a. eine gut gemachte Broschüre zum Thema Ernährung und Abnehmen (gegen Schutzgebühr).

aid e.V.
Friedrich-Ebert-Str. 3
53177 Bonn
Homepage: www.aid.de

Zahlreiche Broschüren zu Ernährungsthemen.

Stiftung Warentest
Lützowplatz 11–13
10785 Berlin
Tel.: 030/26310
Homepage: www.stiftung-warentest.de
Kritische Prüfung von Angeboten des Diätmarktes.

Verbraucher-Zentrale Nordrhein-Westfalen e.V.
Mintropstr. 27
40215 Düsseldorf
Tel.: 0211/380 90
Homepage: www.vz.nrw.de

Gutes Informationsmaterial zu Ernährungsfragen und Schlankheitsmitteln.

Stichwortverzeichnis

Bibliografische Information der Deutschen Bibliothek
Die Deutsche Bibliothek verzeichnet diese Publikation in der Deutschen Nationalbibliografie; detaillierte bibliografische Daten sind im Internet über http://dnb.ddb.de abrufbar

Programmplanung:
Uta Spieldiener

Redaktion: Anne Bleick, Stuttgart

Umschlaggestaltung und Layout:
Cyclus · Visuelle Kommunikation, Stuttgart

Bildnachweis:
Umschlagfoto: Corbis
Fotos im Innenteil: Archiv der Thieme Verlagsgruppe
Textzeichnungen: Martin Koch, Stuttgart

Die abgebildeten Personen haben in keiner Weise etwas mit der Krankheit zu tun.

1. Auflage

Oswald-Hesse-Str. 50, 70469 Stuttgart
Printed in Germany

Satz: Fotosatz H. Buck, Kumhausen

Druck: Westermann Druck Zwickau GmbH, Zwickau

Gedruckt auf chlorfrei gebleichtem Papier

ISBN 3-8304-3288-7
ISBN 978-3-8304-3288-3

1 2 3 4 5 6

Wichtiger Hinweis:
Wie jede Wissenschaft ist die Medizin ständigen Entwicklungen unterworfen. Forschung und klinische Erfahrung erweitern unsere Erkenntnisse, insbesondere was Behandlung und medikamentöse Therapie anbelangt. Soweit in diesem Werk eine Dosierung oder eine Applikation erwähnt wird, darf der Leser zwar darauf vertrauen, dass Autoren und Verlag große Sorgfalt darauf verwandt haben, dass diese Angabe dem **Wissensstand bei Fertigstellung des Werkes** entspricht.
Für Angaben über Dosierungsanweisungen und Applikationsformen kann vom Verlag jedoch keine Gewähr übernommen werden. **Jeder Benutzer ist angehalten,** durch sorgfältige Prüfung der Beipackzettel der verwendeten Präparate und gegebenenfalls nach Konsultation eines Spezialisten festzustellen, ob die dort gegebene Empfehlung für Dosierungen oder die Beachtung von Kontraindikationen gegenüber der Angabe in diesem Buch abweicht. Eine solche Prüfung ist besonders wichtig bei selten verwendeten Präparaten oder solchen, die neu auf den Markt gebracht worden sind. **Jede Dosierung oder Applikation erfolgt auf eigene Gefahr des Benutzers.** Autoren und Verlag appellieren an jeden Benutzer, ihm etwa auffallende Ungenauigkeiten dem Verlag mitzuteilen.

Die Ratschläge und Empfehlungen dieses Buches wurden vom Autor und Verlag nach bestem Wissen und Gewissen erarbeitet und sorgfältig geprüft. Dennoch kann eine Garantie nicht übernommen werden. Eine Haftung des Autors, des Verlages oder seiner Beauftragten für Personen-, Sach- oder Vermögensschäden ist ausgeschlossen.